JN295553

手術後・退院後の安心シリーズ

イラストでわかる

心臓病

退院後の食事、生活、リハビリテーション

運動療法・日常生活でのリハビリと心臓に良い食生活の実際

榊原記念病院副院長
伊東春樹 監修

法研

はじめに

　近年、心筋梗塞などの虚血性心疾患は、発症早期に適切な治療が受けられれば、救命されることが多くなってきました。この急性期医療の進歩は、当然のことながら慢性虚血性心疾患や慢性心不全を増やす結果となりました。

　心疾患の半分を占める虚血性心疾患は、言い換えれば脳梗塞などと同じ血管の「動脈硬化症」という病気が顕性化した結果です。遺伝的な体質に加え、不適切な食事や運動不足、その結果としての肥満、高血圧、高血糖、さらに教育が行き届かないための喫煙などの生活習慣によって、動脈硬化症という病気が発症します。ですからこの病気は、適切な食事・運動・禁煙により80%が予防可能なのです。動脈硬化は男性では20歳代から始まっているといわれています。ぜひ皆さんのお子様たちにはこの事実を教えてあげてください。なぜなら、この本を手に取った皆さんの多くは心臓病の経験があると思われ、その家族の方は同じような心臓病にかかりやすい体質をお持ちであると想像されるからです。

　運悪く心臓病になってしまった方が今までと同じ生活をしていたのでは、必ずと言っていいほど再発します。たとえば狭心症でカテーテル治療をした方では、10年以内に2／3が再発し、心筋梗塞になった方の95%には、次の心筋梗塞を起こす不安定なプラーク（粥種《じゅくしゅ》）があるといわれています。この本は、そのような方が心臓病の再発を防ぎ、より快適で長い人生を送るためのヒントを解説したものです。

　急性期治療の終わった患者さんの生命予後改善については、どんな薬より心臓リハビリテーションは有効です。心臓病になったら心臓リハビリテーション、いや、心臓病になる前からのリハビリテーションを強くお勧めしたいと思います。

榊原記念病院副院長　**伊東春樹**

イラストでわかる
心臓病
退院後の食事、生活、リハビリテーション

第4章 心臓に良い食生活のしかた 131

Part1

心臓のしくみと心臓病

心臓の役割

心臓のしくみと働き

1日に10万回以上の収縮《しゅうしゅく》と弛緩《しかん》をくり返す

成人の心臓は握りこぶしぐらいの大きさで、重さは200～300グラム程度。一定のリズムで収縮と弛緩をくり返し、全身に血液を循環させるポンプの役割を果たしています。心臓の動きは、**鼓動**《こどう》や**脈拍**《みゃくはく》によって感じることができます。健康な成人の場合、心臓は毎分60～70回程度の速さで収縮と弛緩をくり返しています。

心臓は4つの部屋に分かれている

心臓は「**左心房**《さしんぼう》」「**左心室**《さしんしつ》」「**右心房**《うしんぼう》」「**右心室**《うしんしつ》」という4つの部屋に分かれています。左右の心室は「**心室中隔**《しんしつちゅうかく》」、左右の心房は「**心房中隔**《しんぼうちゅうかく》」という壁《かべ》で仕切られており、さらに心房と心室の間には、血液の逆流を防ぐ弁があります。左右の心室は動脈につながっており、心臓から血液を送り出す働きをしています。これに対して左右の心房には静脈がつながっており、受け入れた血液を心室へ送り出しています。心臓の壁のほとんどは「**心筋**《しんきん》」という特殊な筋肉でできており、心筋が強く収縮する力によって血液の循環を保っています。

ここが大事!!

●血液はなぜ逆流しないのか?

右心房と右心室の間にある「**三尖弁**《さんせんべん》」、左心房と左心室の間にある「**僧帽弁**《そうぼうべん》」に加え、心臓にはさらに2つの弁があります。それが、左心室と大動脈の間にある「**大動脈弁**《だいどうみゃくべん》」と、右心室と肺動脈の間にある「**肺**《はい》**動脈弁**《どうみゃくべん》」です。心房から心室へ血液を取り込むときは三尖弁と僧帽弁が開き、大動脈弁と肺動脈弁は閉じます。反対に、動脈へ血液を送り出すときは、三尖弁と僧帽弁が閉じ、大動脈弁と肺動脈弁が開くのです。

■心臓のしくみ■

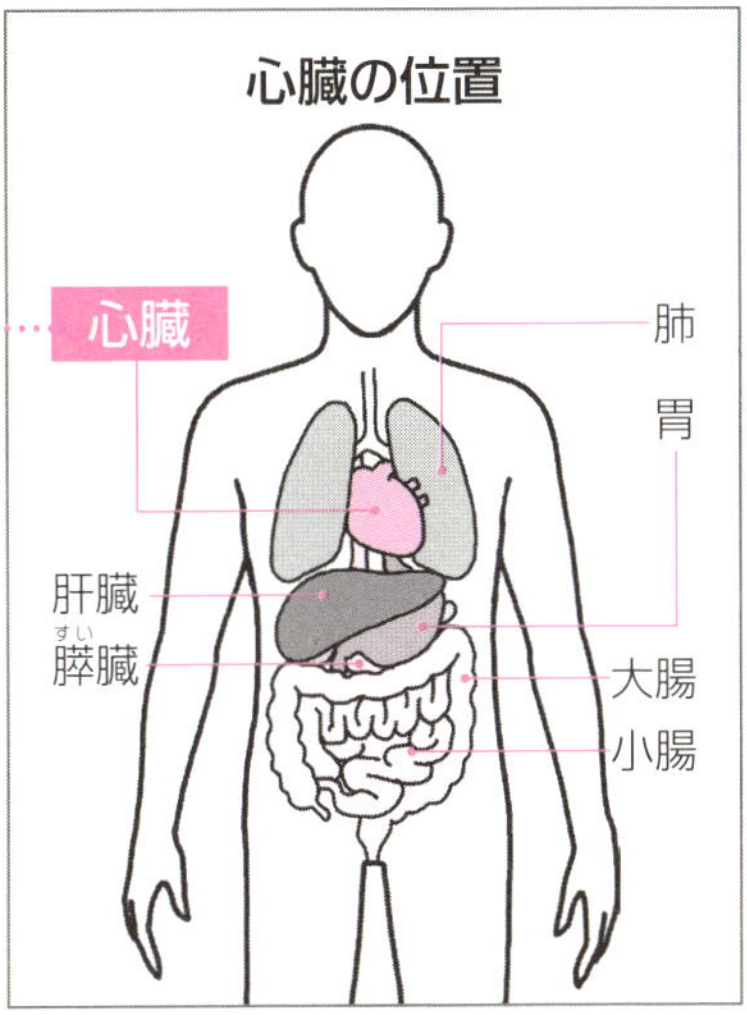
心臓の位置
心臓
肺
胃
肝臓
膵《すい》臓
大腸
小腸

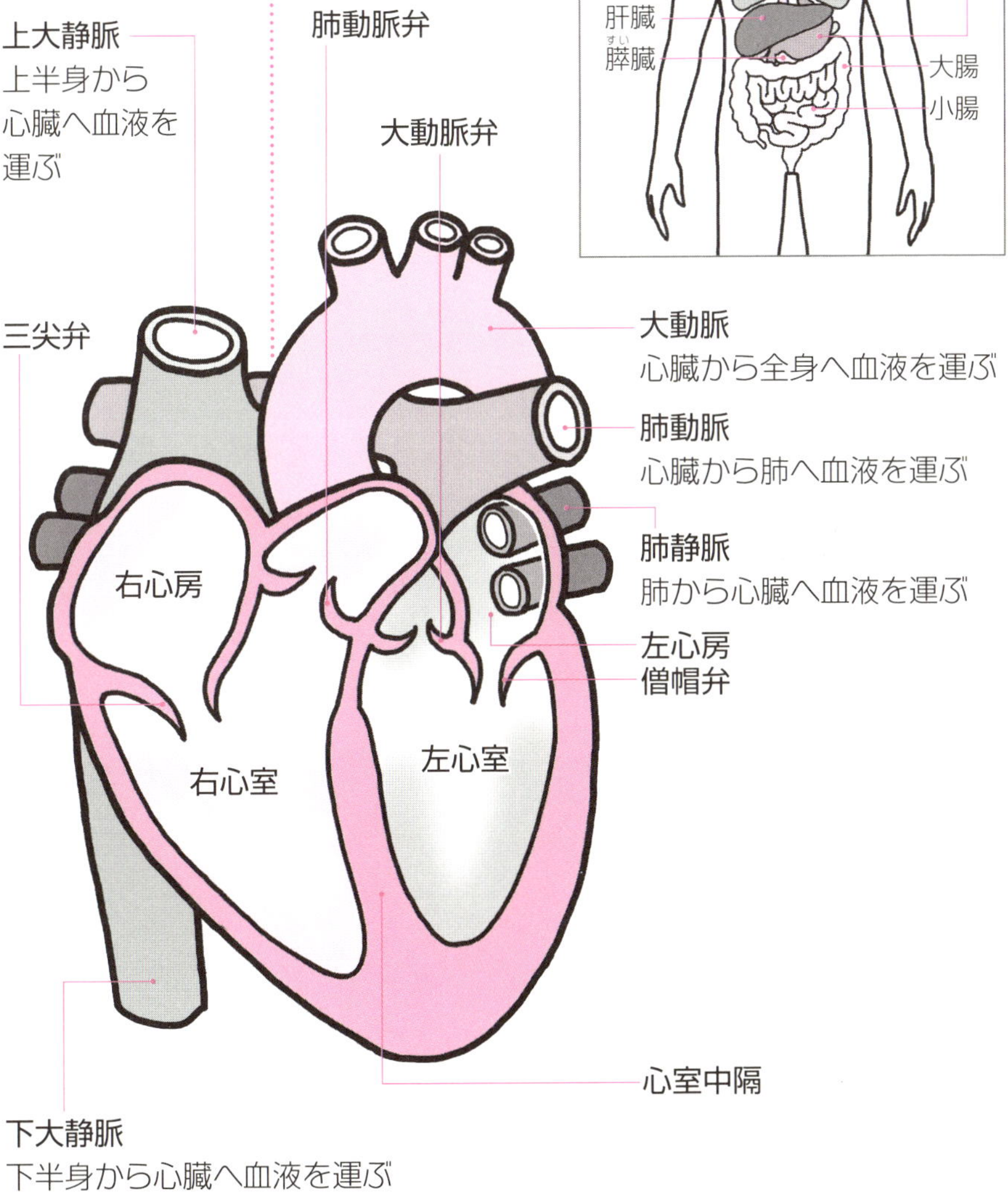
上大静脈
上半身から
心臓へ血液を
運ぶ
肺動脈弁
大動脈弁
三尖弁
大動脈
心臓から全身へ血液を運ぶ
肺動脈
心臓から肺へ血液を運ぶ
肺静脈
肺から心臓へ血液を運ぶ
右心房
左心房
僧帽弁
右心室
左心室
心室中隔
下大静脈
下半身から心臓へ血液を運ぶ

心臓の役割

心臓の働きと血液循環

血液循環の2つのルート

人の体を構成する細胞が正常に活動を続けるためには、酸素と栄養が必要。そして、酸素や栄養を全身へ運ぶ役割を果たしているのが、全身の血管を循環し続けている血液です。心臓の働きによって起こる血液の循環には、「**体循**《たいじゅん》**環**《かん》（大循環）」と「**肺循環**《はいじゅんかん》（小循環）」という2つのルートがあります。

酸素や栄養を全身に届け炭酸ガスなどを回収する

体循環とは、左心室から送り出された血液が、全身を巡って右心房に戻るもの。酸素と栄養を十分に含んだ血液は、左心室から大動脈を経由して、全身の組織へ届けられます。そして、細胞に酸素や栄養を渡し、かわりに老廃物や炭酸ガスなどを受けとって、大静脈を経て右心房へと戻っていきます。

肺循環は、右心室から送り出された血液が、肺を経て左心房に戻るもの。大循環を終えて右心房へ入った血液は右心室へ流れ、さらに肺動脈から肺へと送り出されます。肺では炭酸ガスを排泄して酸素を受けとり、再び酸素を十分に含む血液となって、肺静脈から左心房へと戻るのです。

ここが大事!!

●心臓が動き続ける理由

心臓の表面には「**冠動脈（冠状動脈）**」（15ページ参照）と呼ばれる動脈が網の目のように張り巡らされています。心筋は、これによって、心臓を動かし続けるのに十分な酸素や栄養をとり入れています。

心筋には、心臓を動かすための「作業心筋」に加え、「特殊心筋」という筋組織があります。特殊心筋は、作業心筋を収縮させるための電気信号を発生させたり、その信号を伝導して、心臓の動きをコントロールする役割を果たしています。

血液循環のしくみ

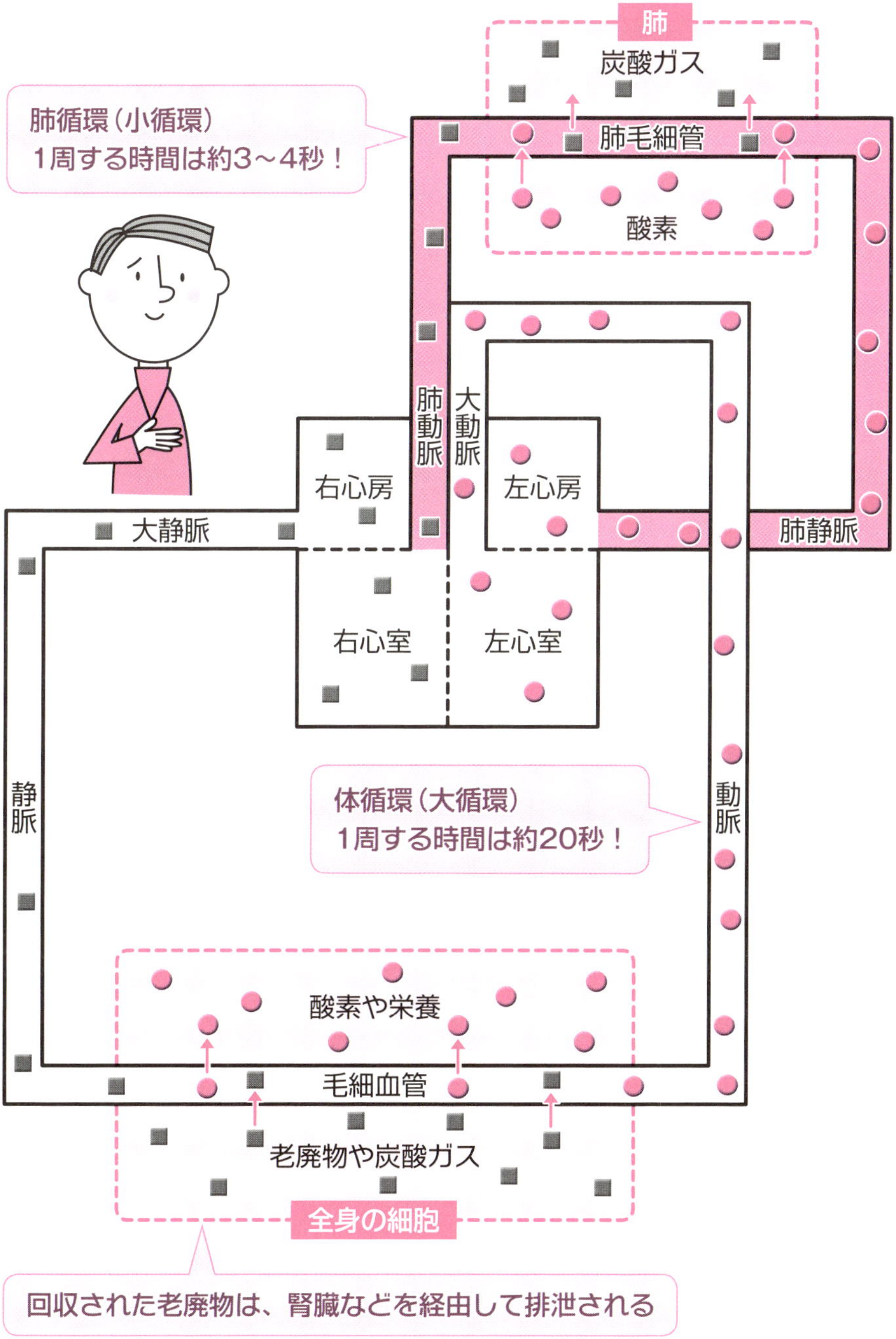
肺
炭酸ガス
肺毛細管
酸素
肺循環（小循環）
1周する時間は約3～4秒！
肺動脈
大動脈
右心房
左心房
大静脈
肺静脈
右心室
左心室
静脈
動脈
体循環（大循環）
1周する時間は約20秒！
酸素や栄養
毛細血管
老廃物や炭酸ガス
全身の細胞
回収された老廃物は、腎臓などを経由して排泄される

心臓病の半数を占める虚血性心疾患

心筋への酸素や栄養素の供給不足で起こる

心臓が正常に動き続けるためには、心臓の表面を走行する「**冠動脈**《かんどうみゃく》」（左ページ参照）に十分な血液が供給される必要があります。ところが、運動不足、脂質異常症、糖尿病、高血圧、喫煙などで、血管壁にコレステロールなどがたまったり、血管壁がかたくもろくなったりする「**動脈硬化**《どうみゃくこうか》」が起こりやすくなります。冠動脈の動脈硬化が進むと血液の通り道がせまくなり、心筋が酸素や栄養不足に陥ります。この状態を「**虚血**《きょけつ》」といい、虚血によって起こるさまざまな心臓のトラブルを「**虚血性心疾患**《きょけつせいしんしっかん》」といいます。

冠動脈のけいれんが虚血性心疾患を起こすことも

日本人の心臓病の約半数を占める虚血性心疾患は、動脈硬化だけでなく、冠動脈のけいれんによっても起こります。冠動脈が突然けいれんを起こして縮み、血液の通り道が一時的にせまくなるために血流が妨げられてしまうので、「**冠攣縮**《かんれんしゅく》」「スパスム」などと呼ばれます。自律神経の乱れや、血管の内側にある「血管内皮《けっかんないひ》」という組織の異常などが原因と考えられています。

ここが大事!!

●血圧が高いほど危険!!

左心室から大動脈へ血液を送り出す際、血圧が高いほど心筋の負担が大きくなります。負担がかかり続けると心筋は厚くなり、伸びにくくなります。その結果、心房から血液が流れ込みにくくなり、ポンプ機能が低下してしまうのです。また、心筋が厚くなりすぎると、酸素や栄養の供給量がたりなくなり、虚血を引き起こします。高血圧は動脈硬化を悪化させる要因のひとつでもあるので、日ごろから注意が必要です。

虚血性心疾患の原因

冠動脈が突然、けいれんを起こす

↓

血管が縮んで血液の通り道が一時的にせまくなり、十分な量の血液が流れなくなる

↓

血管が詰まり、血流が止まる

↓

つまった血管より先の心筋が死んでしまう（心筋梗塞）

↓

心筋を養っている冠動脈が動脈硬化を起こす

※**心筋**…心臓を構成する筋肉

↓

血管がせまくなり、十分な量の血液が流れなくなる

↓

心筋が酸素・栄養不足になり、心臓のポンプ機能が低下する（狭心症、慢性虚血）

↓

虚血性心疾患

心臓の表面を走る冠動脈

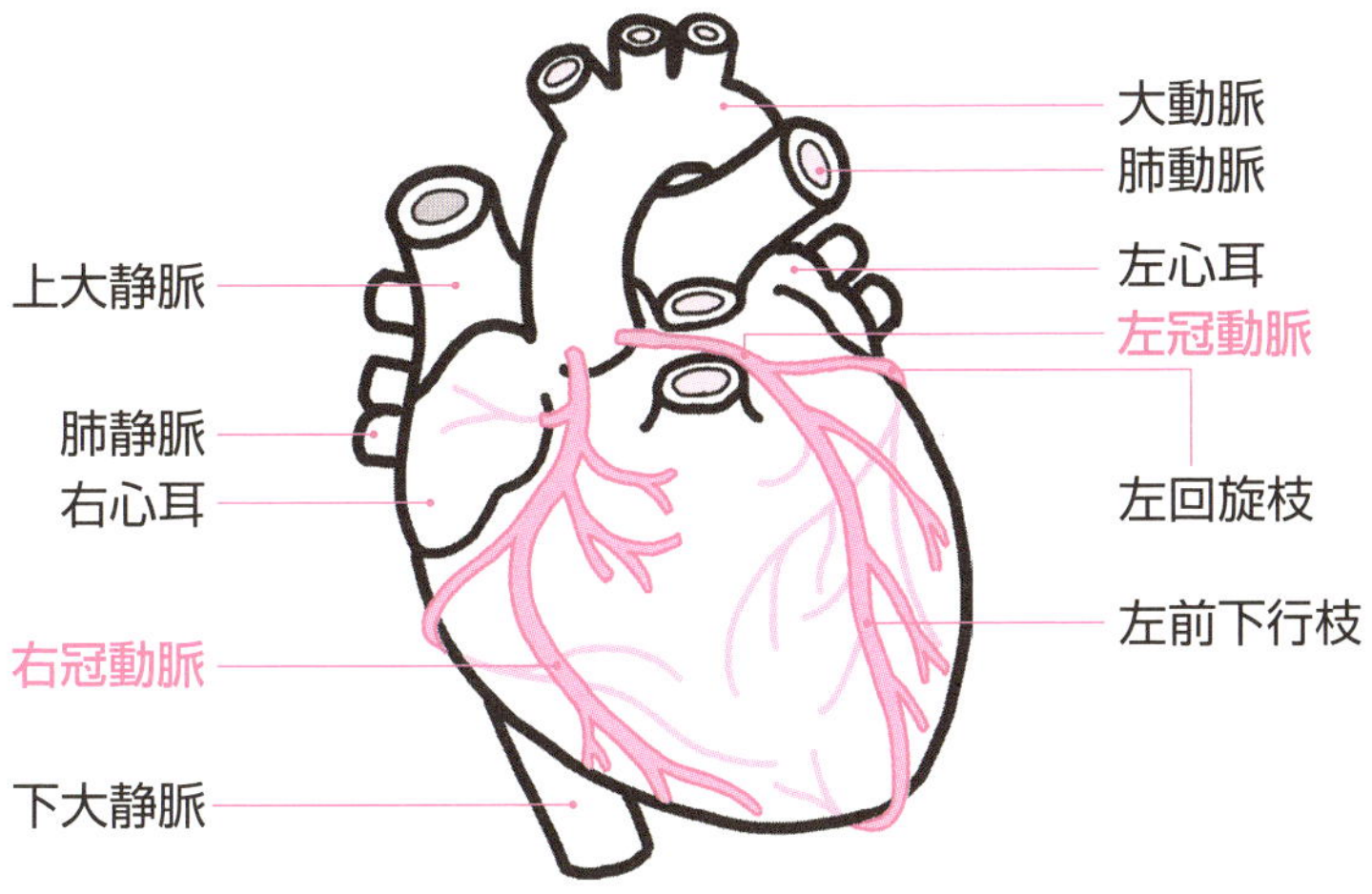

虚血性心疾患① 狭心症

狭心症の2つのタイプ

「**狭心症**《きょうしんしょう》」は、心筋が虚血《きょけつ》に陥ることで発症します。狭心症は、発症の原因によって2種類に分けられます。1つめが「**労作狭心症**《ろうさきょうしんしょう》」。冠動脈の動脈硬化によって血液の通り道がせまくなっているため、心臓の働きが通常より活発になったときに酸素の供給が間に合わなくなるもので、運動や緊張などが発作のきっかけになります。2つめが「**冠攣縮性狭心症**《かんれんしゅくせいきょうしんしょう》」。突然起こる冠動脈のけいれん（14ページ参照）によって引き起こされるもので、就寝中など安静時にも発症します。

病状によって分類されることもある

狭心症のうち、ほぼ決まった状況で発作が起き、安静にしたり薬をのんだりすることで症状が治まるものを「**安定狭心症**」といいます。これに対して、発作が起こる状況が一定でないものや、発作の回数が増えたり症状が激しくなったりしたものは「**不安定狭心症**」と呼ばれます。安定狭心症が心筋梗塞に移行する可能性は、比較的低め。しかし、不安定狭心症は約3分の1が心《しん》筋梗塞《きんこうそく》に移行するといわれています。

ここが大事!!

●怖い!! 痛みのない狭心症もある

狭心症の痛みの範囲ははっきりせず、左腕や肩、あごまで痛むこともあります。症状は数十秒から長くても十数分で治まり、長時間続くことはありません。ただし、狭心症と同じ状態でも、なかには自覚症状がほとんどないものも。虚血が軽度である場合のほか、糖尿病などで痛みの感覚が低下しているために気づかないこともあるので、注意が必要です。無痛性虚血症心疾患と呼びます。

■狭心症の分類■

◆原因による分類

	原因	発作のきっかけ
労作《ろうさ》狭心症	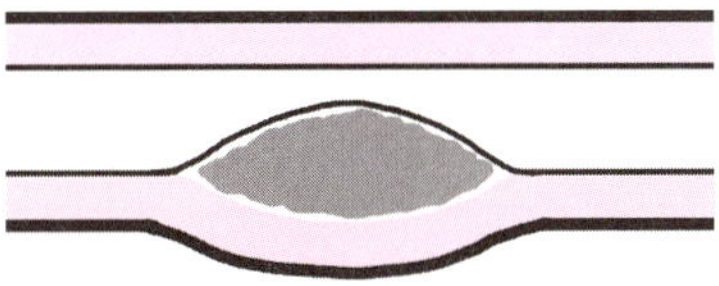 冠動脈の動脈硬化によって、血液の通り道がせまくなる	運動や緊張などのために心臓の動きが活発になると、必要な量の酸素を供給できなくなる
冠攣縮性《かんれんしゅくせい》狭心症	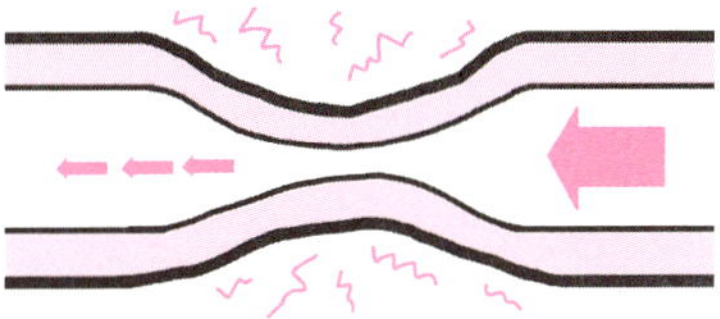 冠動脈のけいれんによって、一時的に血液の通り道がせまくなる	とくにきっかけがなくても発作が起こる

病状による分類

	症状	血管の状態
安定狭心症	・発作の性質や起こる状況、強さが、ほぼ一定している ・安静にしたり薬を飲んだりすることで症状が治まる	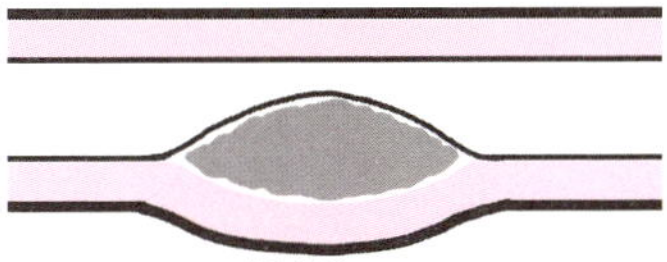 血管の内側の粥腫《じゅくしゅ》（コレステロールなどがこびりついたもの）が石灰化して、くずれにくく、被膜が固い
不安定狭心症（急性冠症候群）	・発作が起こる状況やタイミングが一定していない ・これまでにくらべて発作の回数が増えたり、発作が激しくなったりする	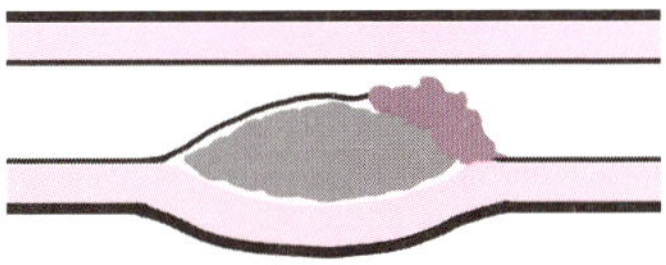 血管の内側の粥腫がくずれやすかったり、実際にくずれて血栓（血のかたまり）ができつつある

心臓病のいろいろ

虚血性心疾患② 心筋梗塞

冠動脈がつまり心筋が壊死する

「**心筋梗塞**《しんきんこうそく》」は、冠動脈がつまって血流が止まり、心筋の一部が**壊死**《えし》する病気です。動脈硬化が進むと、血管の内側にできた**粥腫**《じゅくしゅ》（酸化したコレステロールなどがこびりついたもの）がくずれ、その部分に血栓（血のかたまり）ができることがあります。そして血栓によって血管がふさがれてしまうと、それより先に酸素や栄養が届かなくなり、心筋の細胞が死んでしまうのです。壊死した細胞は二度と回復しないため、命にかかわることもあります。

発作が起こりやすい2つの時間帯

心筋梗塞の発作がもっとも起こりやすいのは、男性では午前6時～10時ごろ。就寝中の水分不足から血液の粘度が高まって血栓ができやすいことや、自律神経が「休息モード」から「活動モード」に切り替わる時間帯であることがかかわっています。また女性では1日の疲れが出やすい午後7～10時ごろが、発作が起こりやすい時間帯です。運動やストレスなどが発作のきっかけになることもありますが、特別な誘因がないことも少なくありません。

ここが大事!!

●前触れなく発作が起こるから怖い!! 心筋梗塞

心筋梗塞の発作の特徴は、激しい胸の痛み。さらに唇が紫色になる「チアノーゼ」やめまい、意識障害などが起こることもあります。狭心症とは異なり、安静にしたり薬をのんだりしても症状は治まりづらく、15分以上続きます。また、発作の前触れがないことが多いのですが、狭心症の発作や胸の痛みなどが見られることもあります。心筋梗塞の発作が起こったら、すぐに救急車を呼び、治療を受けます。

■心筋梗塞が起こるしくみ■

①動脈硬化のため、冠動脈に粥腫ができる

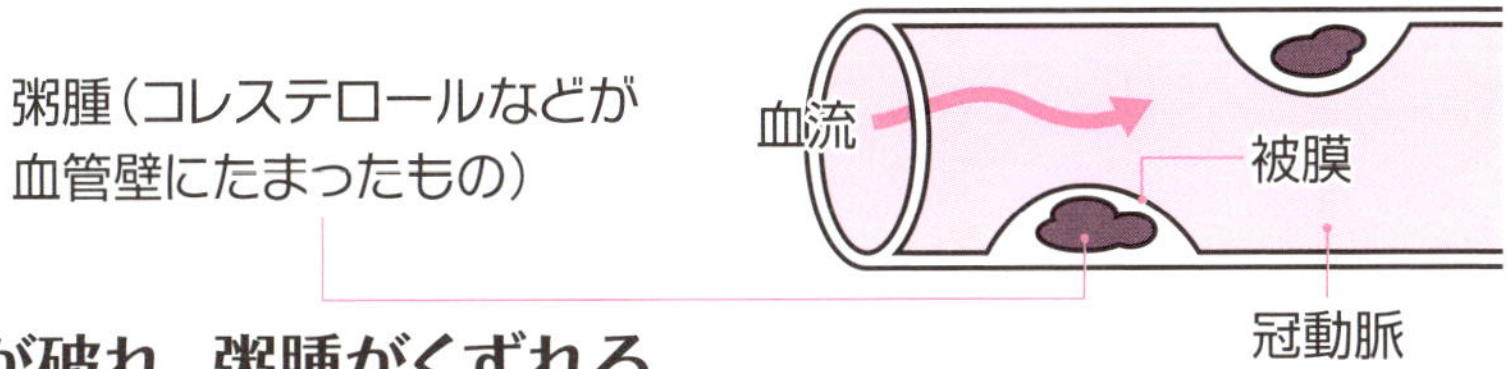
粥腫（コレステロールなどが
血管壁にたまったもの）
血流
被膜
冠動脈

②被膜が破れ、粥腫がくずれる

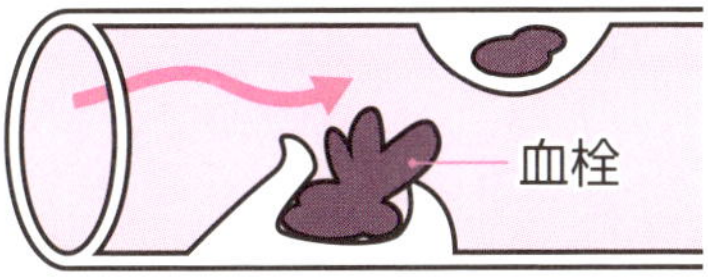

③血小板（傷口をふさぐ作用をもつ血液の成分）が集まり、ついで赤血球がくっついて血栓（血のかたまり）をつくる

④血栓が大きくなり、血管を完全にふさいでしまう

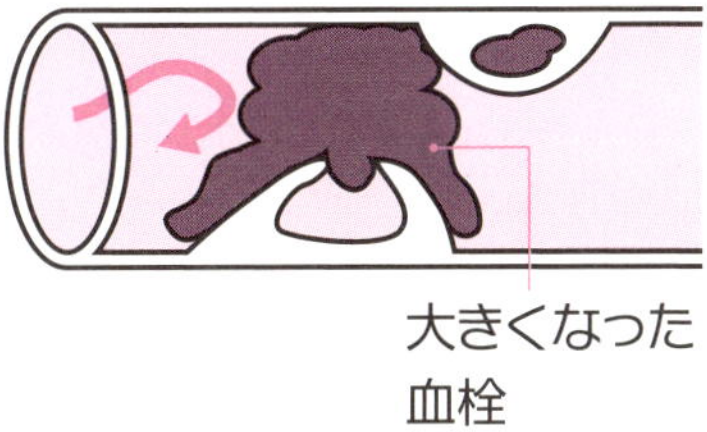

⑤血栓より先に血液が届かなくなる

⑥心筋の細胞が酸素・栄養不足になり、壊死する

！ 動脈硬化による血管のつまり方が軽くても、粥腫がくずれやすい状態であれば心筋梗塞の発作が起こる可能性が高い

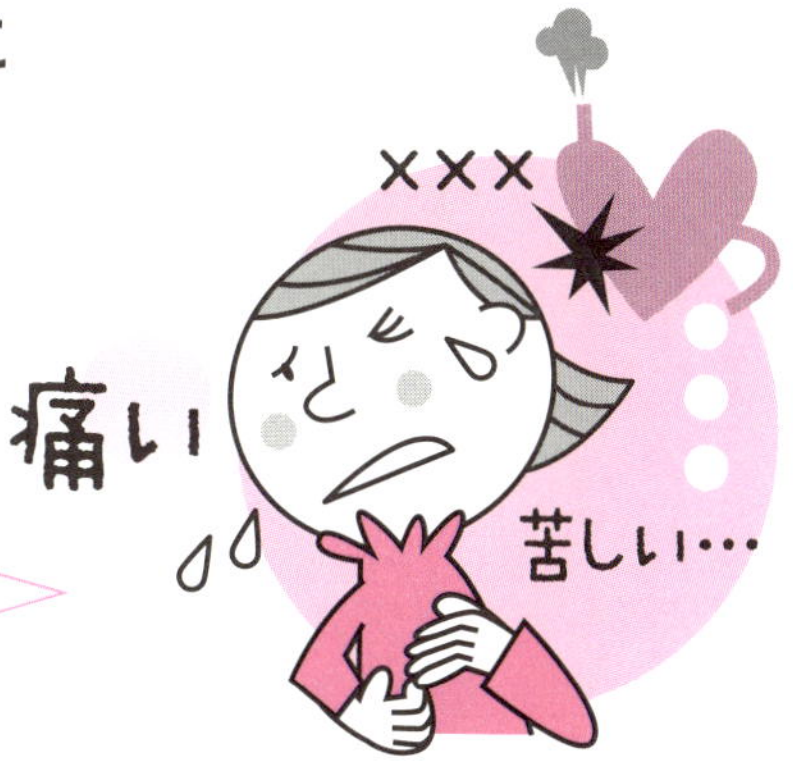

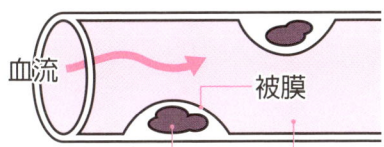

虚血性心疾患③ 急性心不全

心臓の機能の低下によって起こる全身の不調

「**心不全**《しんふぜん》」とは、特定の病気の名前ではなく、「心臓の機能が低下したために全身の状態が悪くなること」を指します。全身に血液を送り出す心臓のポンプ機能の低下に加え、心臓の働きにかかわる自律神経系・内分泌系の異常や、十分な量の血液が供給されないためのさまざまな不調が見られる状態を「心不全」といいます。心不全には、心筋梗塞《しんきんこうそく》などが原因で急激に起こる「**急性心不全**」と、心臓の機能が低下した状態が続くために起こる「**慢性心不全**」（22ページ参照）があります。

狭心症や心筋梗塞から起こることが多い

急性心不全の主な原因となるのが、不安定狭心症（16ページ参照）や心筋梗塞（18ページ参照）などの発作です。重症の不整脈（26ページ参照）や血圧の急激な上昇、感染症などがきっかけになることもあります。また、慢性心不全の人は、疲労やストレス、かぜなどの不調、食べすぎ・飲みすぎなどが重なることによって急性心不全を起こすこともあります。これを「慢性心不全の急性増悪」といいます。

ここが大事!!

●急性心不全の症状

急性心不全になると、激しい呼吸困難が起こります。ゼイゼイとせき込んだり（心臓ゼンソク）、息苦しくて横になっていられず、上半身を起こして呼吸しなければならなかったりします。唇が紫色になる「チアノーゼ」のほか、手足が冷たくなって冷や汗が出たり、意識障害などが見られたりすることもあります。心臓の機能が急激に低下して命にかかわることも少なくないので、すぐに救急車を呼び、適切な治療を受ける必要があります。

急性心不全の主な症状

不安定狭心症や心筋梗塞の発作に続いて起こることが多い

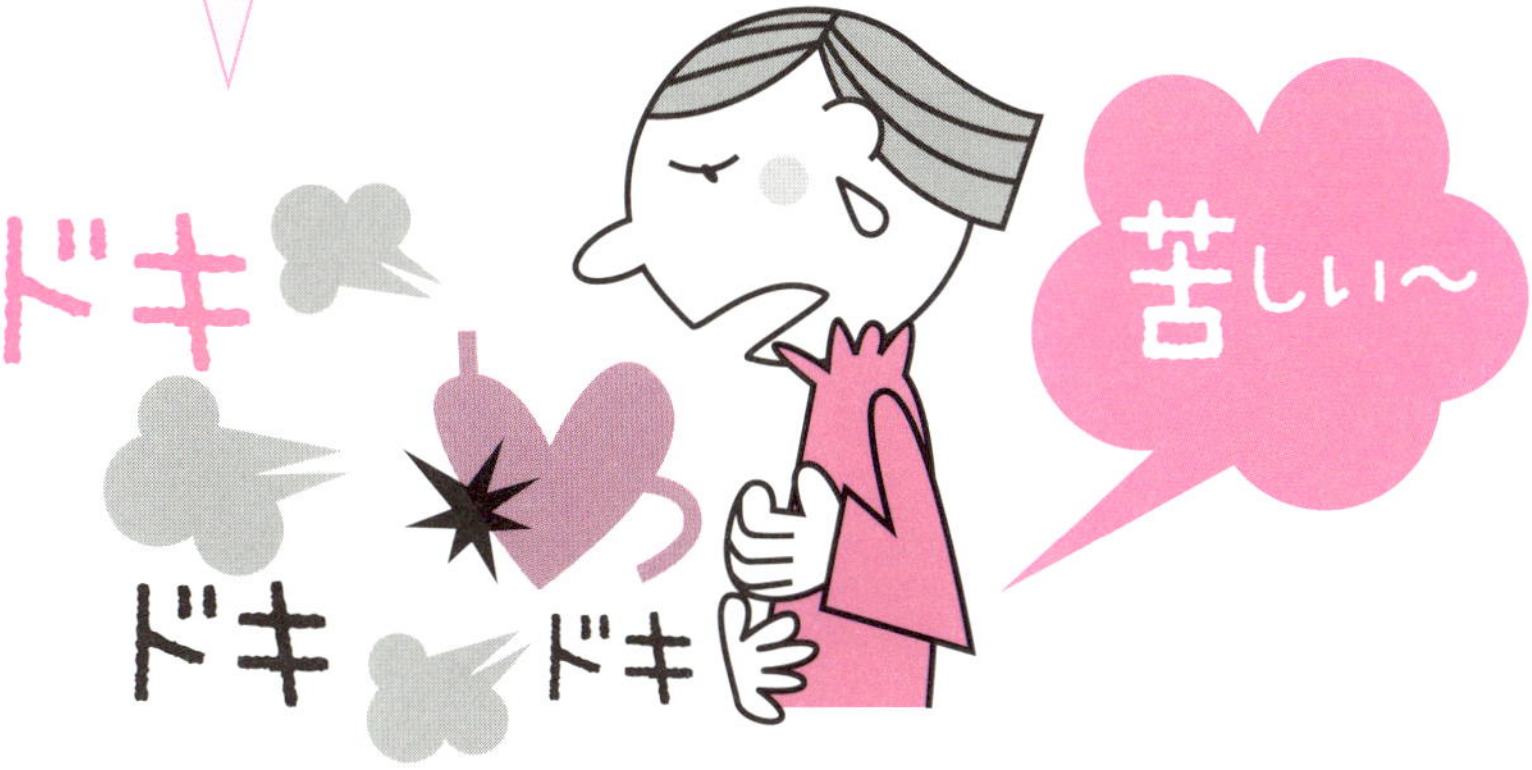

激しい呼吸困難が起こる
- ゼイゼイとせき込む
- 心臓ゼンソク
- 起座呼吸（息苦しくて横になっていられず、上半身を起こして呼吸する）

手足が冷たくなり、冷や汗が出る

チアノーゼ（唇が紫色になる）が見られる

意識障害を起こしたり失神したりすることもある

足がむくむ

急性心不全を起こしたときは、楽な姿勢で安静にし、すぐに救急車を呼ぶ

心臓病のいろいろ

虚血性心疾患④ 慢性心不全

心臓の機能低下が続いたために起こる

症状が急激に現れる急性心不全に対して、心臓の機能が低下した状態が長く続いたために心不全の症状が現れるものを「**慢性心不全**《まんせいしんふぜん》」といいます。慢性心不全の症状はさまざまですが、原因によって大きく2種類に分けることができます。1つめが、心臓から十分な量の血液を送り出せないために起こるもの。体に必要な酸素や栄養が行き届かず、だるさを感じたり疲れやすくなったりします。とくに体の末端への血流が不足するため、手足の冷えや顔色の悪さが気になることもあります。2つめが、体の各部から心臓へ、血液が戻りにくくなるために起こるもの。下半身のむくみをはじめ、動悸や息切れなどに悩まされる人もいます。

高齢者に多い拡張障害による心不全

とくに高齢者には、長年の高血圧のために心臓の機能が低下している人がいます。これを「**拡張障害**《かくちょうしょうがい》」といい、高齢者の心不全の約3分の1を占めます。拡張障害による心不全は症状に気づきにくいことがあるので、日ごろから体調の変化に気を配りましょう。

ここが大事!!

●慢性心不全の治療の基本

慢性心不全は、急性心不全や心筋梗塞の発作に続いて起こるほか、高血圧、動脈硬化、糖尿病、睡眠時無呼吸症候群などの病気から引き起こされることもあります。慢性心不全の治療は、原因となっている病気を治すことが第一。さらに、症状に応じた薬の服用や適度な運動によって症状を改善していきます。また、さまざまな生活習慣を見直し、心臓への負担を軽くする工夫をすることも大切です（第4章参照）。

■慢性心不全の症状■

体の各部から心臓へ、血液が戻りにくくなるために起こる

せき

息苦しさを感じる

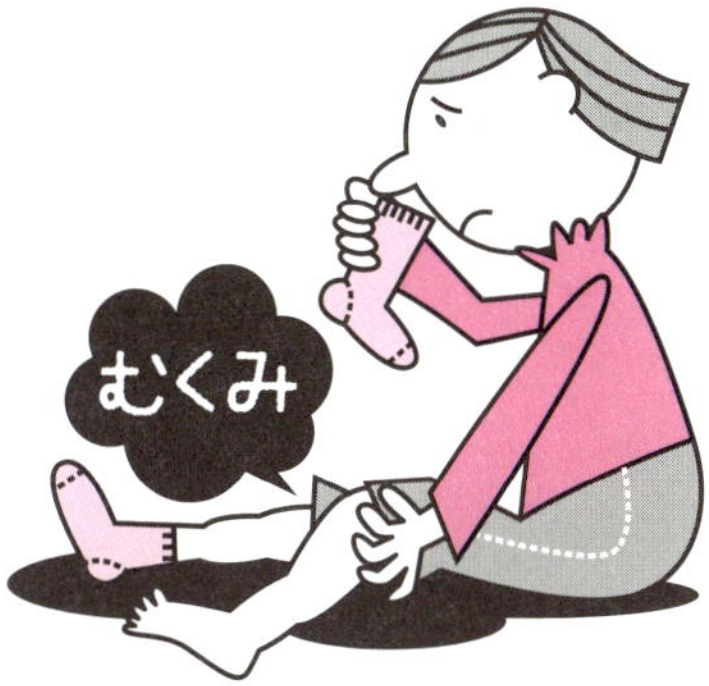

動悸、息切れ

下半身のむくみ

胃腸のむくみによる食欲不振や便秘

心臓から十分な量の血液を送り出せないために起こる

だるい、疲れやすい

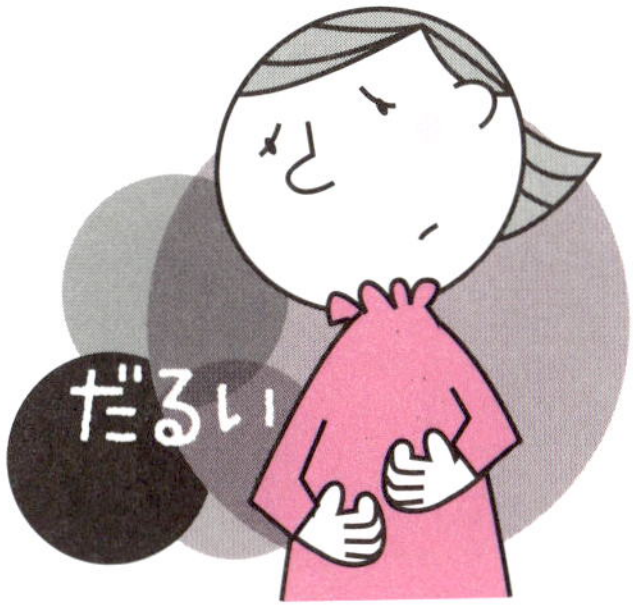

顔色が悪い

手足の先が冷たい

体重減少

夜間多尿

心臓の機能が低下した状態が長く続くために、少しずつ症状が進んでいく

心臓病のいろいろ

その他の心臓病

虚血性心疾患以外のさまざまな心臓病

心臓病には、虚血性《きょけつせい》心疾患以外にもさまざまなものがあり、こうした病気も、心不全の原因になります。

●心臓弁膜症《しんぞうべんまくしょう》

心臓にある4つの弁(10ページ参照)の機能が低下する病気。弁の開きが悪くなって血流が妨げられる「狭窄症《きょうさくしょう》」と、弁が完全に閉じないために血液の逆流が起こる「閉鎖不全症《へいさふぜんしょう》」の2つのタイプがあります。症状が進むと、心臓から十分な血液を送り出せなくなって心不全を引き起こすほか、血栓ができやすくなって心筋梗塞《しんきんこうそく》や脳梗塞《のうこうそく》の原因となることもあります。

●特発性心筋症《とくはつせいしんきんしょう》

心筋に原因不明の異常が起こり、心臓の機能が低下する病気です。心筋が伸びて広がり、収縮力が弱まる「拡張型」と、心筋の一部が肥大して心室がせまくなる「肥大型」があります。

●心筋炎《しんきんえん》

心筋にかぜなどのウイルスが感染し、炎症を起こす病気。心臓の機能が低下したり、心不全や不整脈などの合併症が起こることもあります。

●心外膜炎《しんがいまくえん》・心内膜炎《しんないまくえん》

ウイルスや細菌感染などにより、心

ここが大事!!

●心臓病の原因はさまざまでも、早期の受診・治療が大切

心臓病の原因や症状はさまざまですが、虚血性心疾患以外にも、症状が進むと心不全や突然死につながります。心不全を起こすと命にかかわることが多いので、いずれの病気も、早い段階で受診し、適切な治療を受けたり生活改善をすることが大切です。心臓弁膜症は、軽度であればとくに治療の必要はありませんが、定期的な検査と経過観察は欠かさないようにします。

筋を包む「心膜」に炎症が起こる病気。心筋の外側の膜に起こるものを「心外膜炎」、心筋のいちばん内側の膜に起こるものを「心内膜炎」といいます。

●高血圧性心疾患

血圧が高いと、左心室が大動脈に血液を送り出す際、心筋に大きな負担がかかります。そのため、心筋が肥大して、かたく伸びにくくなり、心臓の機能の低下につながります。

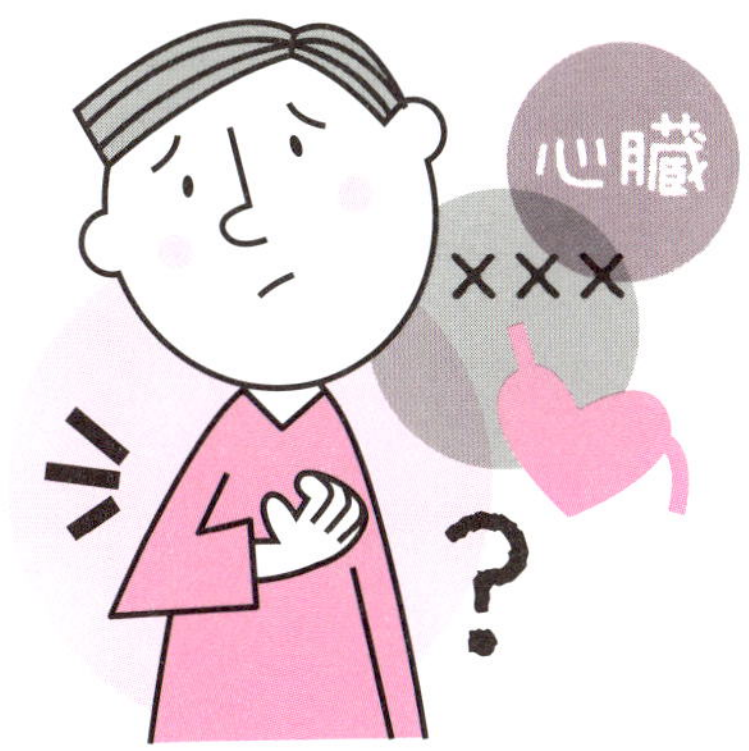

■さまざまな心臓病■

病名	病気がわかったら	おもな症状
心臓弁膜症	薬物療法、生活面での改善を行っても症状が悪化するときはカテーテル治療、手術などが行われる	動悸、息ぎれ、不整脈など
特発性心筋症	薬物療法、生活面での改善を行うと同時にペースメーカを着けることもある	動悸、息ぎれ、不整脈、むくみ、だるさなど
心筋炎	心筋炎とわかったら心不全や不整脈などの合併症を防ぐ治療を行うために入院が必要	（カゼの症状に続く）胸の痛み、動悸、息ぎれ、不整脈など
心外膜炎	入院して抗生物質やステロイド治療。心外膜が固くなったら手術も	胸の痛み、発熱など。慢性化すると、息ぎれ、不整脈、むくみなど
心内膜炎	入院して安静。抗生物質の点滴などの治療が行われる	長く続く発熱、脳梗塞《のうこうそく》、貧血など
高血圧性心疾患	血圧をコントロールするために薬物療法、生活面での改善などを行う	動悸、息ぎれ、不整脈など

見過ごしてはいけない不整脈

不整脈の原因は心臓を動かす電気信号の異常

心臓の規則正しい動きは、「**洞結節**《どうけっせつ》」と呼ばれる特殊心筋から出される電気信号によってコントロールされています。洞結節から出た電気信号は決まったルートを通って心室へ伝わり、その刺激によって、心室は収縮や弛緩をくり返しているのです。心臓の動きにかかわる電気信号に異常が起こります。

虚血性心疾患の人が気をつけたい不整脈

電気の異常により拍動が乱れることを「不整脈」といいます。不整脈は多くの人に見られ、そのままにしておいても問題ないこともありますが、命にかかわるものや、虚血性《きょけつせい》心疾患の症状のひとつとして起こるものもあります。最も注意が必要なのは、「**心室細**《しんしつさい》**動**《どう》」と呼ばれる不整脈。心室全体がけいれんを起こして収縮できなくなり、心臓のポンプ機能が失われます。また、高血圧や糖尿病、虚血性心疾患がある人は「**心室頻拍**《しんしつひんぱく》」「**心房細動**《しんぼうさいどう》」などの不整脈にも注意。心室頻拍から心室細動へ移行したり、心房細動によってできた血栓が脳梗塞などの原因になることがあります。

ここが大事!!

●不整脈が起こる3つの原因

不整脈の原因は、大きく3つに分けることができます。1つめが心臓を動かす電気信号を作る洞結節（ペースメーカ）の働きが悪くなること、2つめが電気信号が、本来の発生元である洞結節以外のところからも出てしまうこと。3つめが、洞結節から出た電気信号が、心室へ正しく伝わらないことです。こうしたトラブルが起こると、拍動のリズムが不規則になる「期外収縮」や脈が速くなる「頻脈」、脈が遅くなる「徐脈」などの症状が現れます。

不整脈について知っておきたいこと

危険のないタイプの不整脈でも、定期検診は欠かさずに！

治療をしなくても問題のないものもあれば、命にかかわる深刻なものもある

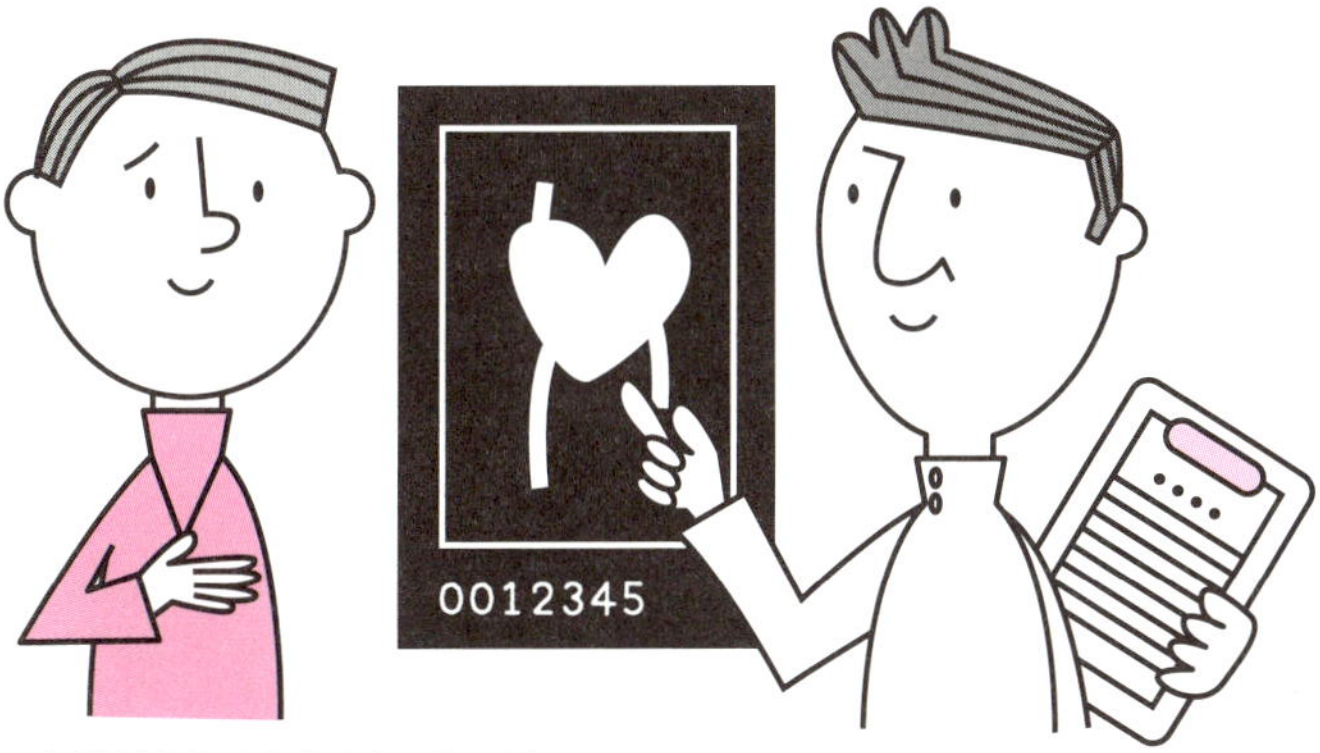

虚血性心疾患がある人は、とくに注意が必要なタイプの不整脈がある

とくに気をつけたい不整脈の例

上室性頻拍

心拍数の速いものが長時間続くと心不全になることがある

心室性期外収縮

通常、治療の必要はないが、虚血性心疾患などの心臓疾患があると、心室頻拍が誘発されることがある

心房細動

心房内にできた血栓（血のかたまり）が脳の血管につまり、脳梗塞などを引き起こすことがある。高齢であったり、心不全や糖尿病、高血圧があると、脳梗塞を起こす確立が高くなる

心室頻拍

心室のなかで心筋を動かす信号がぐるぐる回り、心室性期外収縮の連発の形となる。意識がなくなって倒れたり、心室細動に移行することもある

心室細動

虚血性心疾患などの心臓疾患が原因で起こることが多い。突然死につながる

虚血性心疾患の薬物療法

虚血性心疾患の応急処置

狭心症の発作が起こったときは、まず安静にし、硝酸薬《しょうさんやく》を使います。硝酸薬には、心筋への血流を改善し、心臓への負担を軽くする効果があります。

心筋梗塞や急性心不全の場合は、救急車ですぐに病院へ。病院では心筋への血流を再開させたり、心臓の負担を軽くする治療が行われます。

再発予防のための薬物療法

応急処置が済んで症状がおさまったら、再発を防ぐ治療を開始します。再発予防に有効なのが、運動をメインにした心臓リハビリテーションと薬物療法です。再発予防のために使われる薬は、虚血性心疾患にほぼ共通しています。

主なものに、心臓の負担を軽くする「**硝酸薬**《しょうさんやく》」や「**β遮断薬**《べーたしゃだんやく》」、血栓ができるのを防ぐ「**抗血小板薬**《こうけっしょうばんやく》」や「**抗凝固薬**《こうぎょうこやく》」、血圧の上昇を抑え、冠動脈のけいれんを抑える「**カルシウム拮抗薬**《きっこうやく》」などがあります。また、虚血性心疾患の原因となる動脈硬化の悪化を防ぐために、「**脂質異常症治療薬**《ししついじょうしょうちりょうやく》」なども使われます。

ここが大事!!

●薬の役割を知って服用する

心臓疾患の治療にはさまざまな薬が使われます。心臓の負担を軽くするものなどに加え、虚血性心疾患の原因となる生活習慣病を改善する薬が処方されることもあります。薬の量や組み合わせは、症状や患者さんの状態に応じて決められます。薬のなかには複数の作用を持つものもあるので、患者さん自身がその薬の役割をきちんと理解し、医師の指示に従って服用することが大切です。

■虚血性心疾患の治療ではこんな薬が使われる■

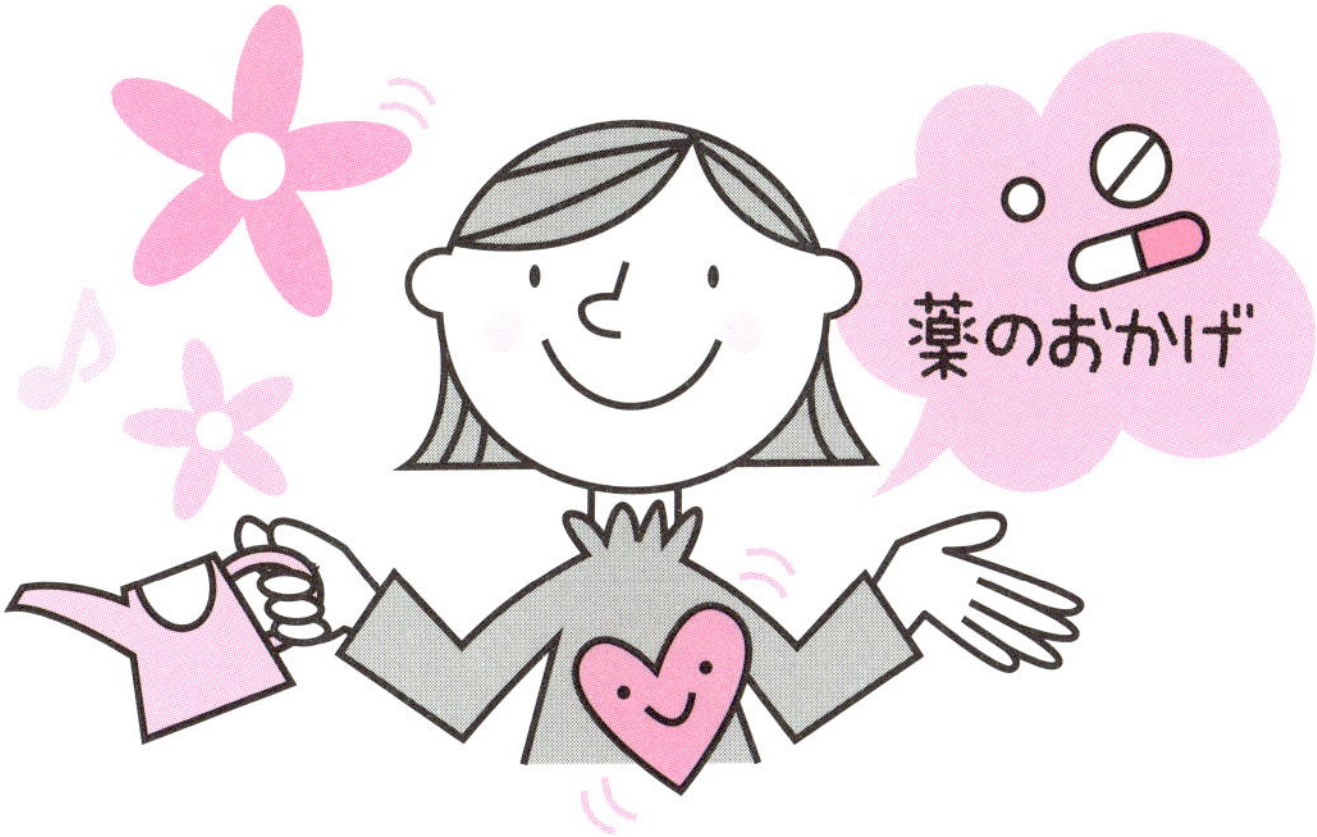

①心臓の負担を軽くする薬

・**硝酸薬**
　冠動脈を広げて心筋への酸素の供給を増やす。全身の静脈を広げて心臓に戻る血液の量を減らす

・**交感神経遮断薬**
　交感神経の働きを抑え、心拍数を減らして心臓の負担を軽くする

・**利尿薬**
　尿の量を増やしてむくみを改善し、心臓の負担を軽くする

②血栓をできにくくする薬

・**抗血小板薬**
　血小板の働きを抑え、血栓ができるのを防ぐ

・**抗凝固薬**
　血液をかたまりにくくし、血栓ができるのを防ぐ

③冠動脈のけいれんを抑える薬

・**カルシウム拮抗薬**
　血管平滑筋《けっかんへいかつきん》の収縮を抑えて血管を広げ、血圧を下げたり心臓の肥大を改善したりする。冠攣縮性狭心症の発作を予防する

④動脈硬化の悪化を防ぐ薬

・**脂質異常症改善薬**
　悪玉コレステロールの生成などを抑えて動脈硬化の悪化を防ぐ。血管内の粥腫《じゅくしゅ》を安定させ、血栓をできにくくする

※具体的な治療薬名は127ページ

カテーテル治療

血管内に細い管を入れて血流を回復

カテーテル治療とは、血管内に細い管を挿入して血管を広げ、血流を回復する治療法です。主に心筋梗塞《しんきんこうそく》の発症期や、不安定狭心症が心筋梗塞へ移行するのを防ぐために行われます。発症後、早く治療を始めるほど、壊死《えし》する心筋を少なくすることができます。

一般的なカテーテル治療

カテーテルは、ひじや手首、太ももののつけ根などの動脈から、冠動脈《かんどうみゃく》の狭《きょう》窄部《さくぶ》（血液の通り道がせまくなったりふさがったりした部分）まで挿入します。そして、先端につけた医療器具を使って血管を広げる作業をします。

カテーテル治療で一般的なのが、「**バルーン療法**」と「**ステント法**」です。バルーン療法は、カテーテルの先端につけた風船（バルーン）をふくらませて血管を広げるもの。ステント法は、バルーン療法と同様に血管を広げたあと、血管の壁を支える金属製の筒（ステント）をその部分に残しておくものです。再発予防のため、血管の内膜の増殖などを防ぐ薬をコーティングしたステントが使われることもあります。

ここが大事!!

●手術は局所麻酔で

カテーテル治療は、局所麻酔で行うのが一般的。症状によって異なりますが、治療にかかる時間は数十分～1時間程度です。治療後は入院する必要がありますが、安静が必要な時間は、8～12時間（太ももものつけ根から挿入した場合）。入院期間は5日前後です。冠動脈の別の場所が詰まって再び発作を起こすこともあるので、退院後も服薬や運動療法などを続ける必要があります。

■カテーテル治療の方法■

ステント法

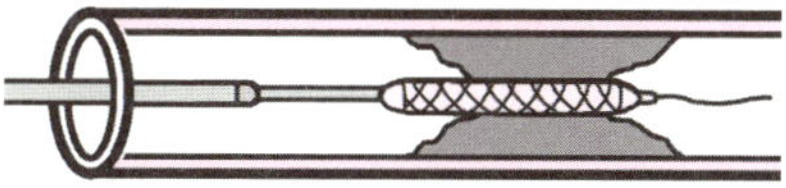

①カテーテルの先端に、ステントをかぶせた風船をつけて、狭窄部まで挿入する

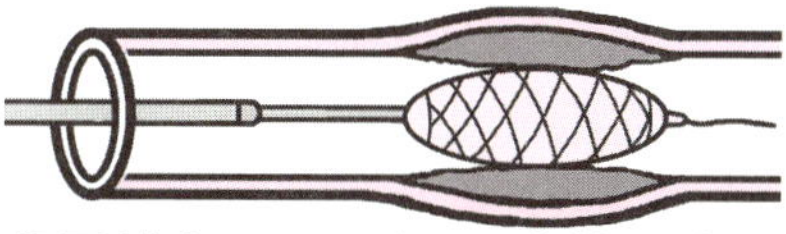

②風船をふくらませ、血管を広げる

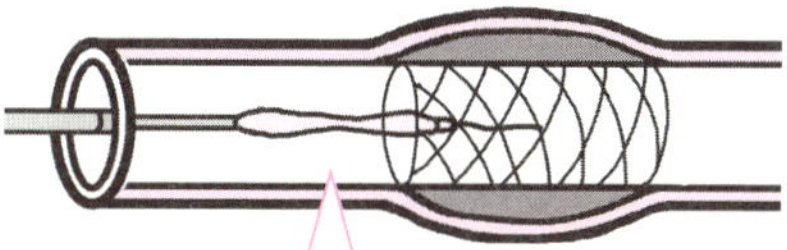

再狭窄を防ぐ薬をコーティングしたステントを使うこともある

③狭窄部が十分に広がったら、ステントを残して風船を引き抜く

バルーン療法

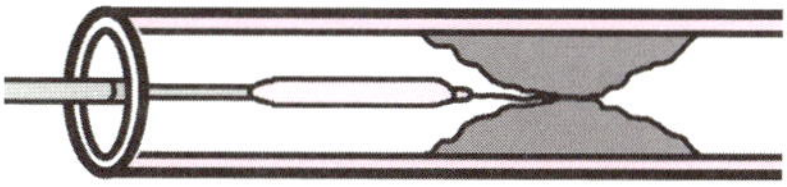

①カテーテルの先端に風船をつけて、狭窄部まで挿入する

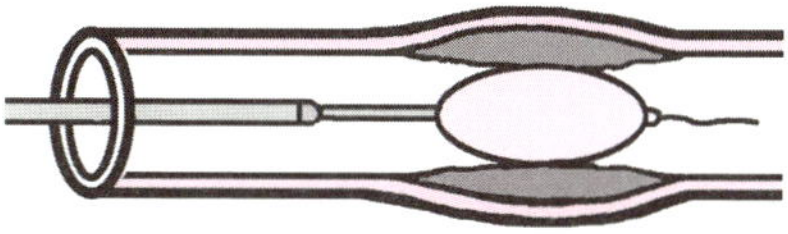

②風船をふくらませ、血管を広げる

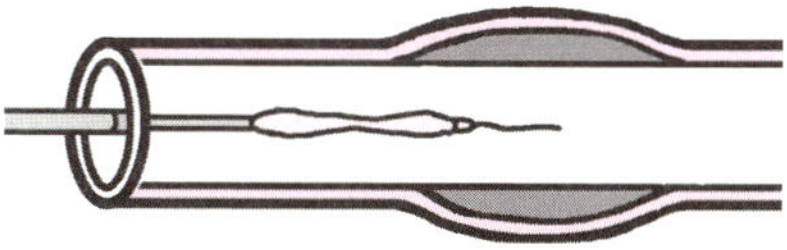

③狭窄部が十分に広がったら、風船をしぼませて引き抜く

アテレクトミー

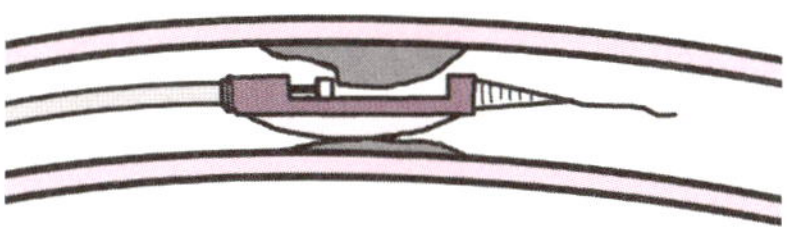

カテーテルの先端につけた器具（アテレクトミー）で粥腫を削ってとり除き、せまくなった血液の通り道を広げる

ロタブレータ

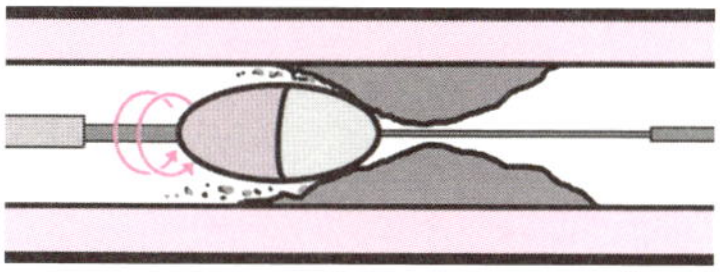

カテーテルの先端につけた器具（ロタブレータ）で血管壁にこびりついた固いカルシウムなどを砕き、せまくなった血液の通り道を広げる

冠動脈バイパス手術

血液の迂回路をつくるバイパス手術

心筋梗塞《しんきんこうそく》や狭心症《きょうしんしょう》でカテーテル治療が適さない場合、外科療法を行います。もっとも一般的なのが、「**冠動脈《かんどうみゃく》バイパス手術**」。冠動脈の狭窄部《きょうさくぶ》を迂回《うかい》するルート（バイパス）をつくり、血流を回復させる方法です。

手術が検討されるのは、①左冠動脈の根元に狭窄がある、②狭窄が広範囲または複数箇所に見られる、③糖尿病を合併し狭窄部が複数ある、④カテーテル治療ができない、または行っても再狭窄をくり返す、などの場合です。

自分自身の血管でバイパスをつくる

バイパス手術には、胸骨の裏側にある「内胸動脈《ないきょうどうみゃく》」や胃の近くの「胃大網《いたいもう》動脈《どうみゃく》」をはがして冠動脈につなぐ方法や、腕や太ももの血管を切りとり、一方の端を大動脈に、もう一方の端を冠動脈につなぐ方法があります。腕や太ももの血管を切除する場合も、開胸手術と同時に行われます。

手術は全身麻酔で行われ、術後は2～4日間、集中治療室で過ごします。その後、一般病棟に移り、運動療法などを開始します。

ここが大事!!

●**バイパス手術は、心臓を止めずに行う手術が主流**

バイパス手術には、心臓を停止させ、人工心肺装置を使って行う方法と、心臓の動きを止めずに行う「オフポンプ・バイパス手術」があります。現在では、冠動脈バイパス手術のおよそ3分の2がこの方法で行われています。人工心肺装置を使う方法にくらべて高い技術が必要ですが、合併症の危険や患者さんの体への負担が小さく、術後の回復も早いというメリットがあります。

■冠動脈バイパス手術のいろいろな方法■

狭窄や閉塞が起こった場所をまたぐように、う回路（バイパス）をつくる

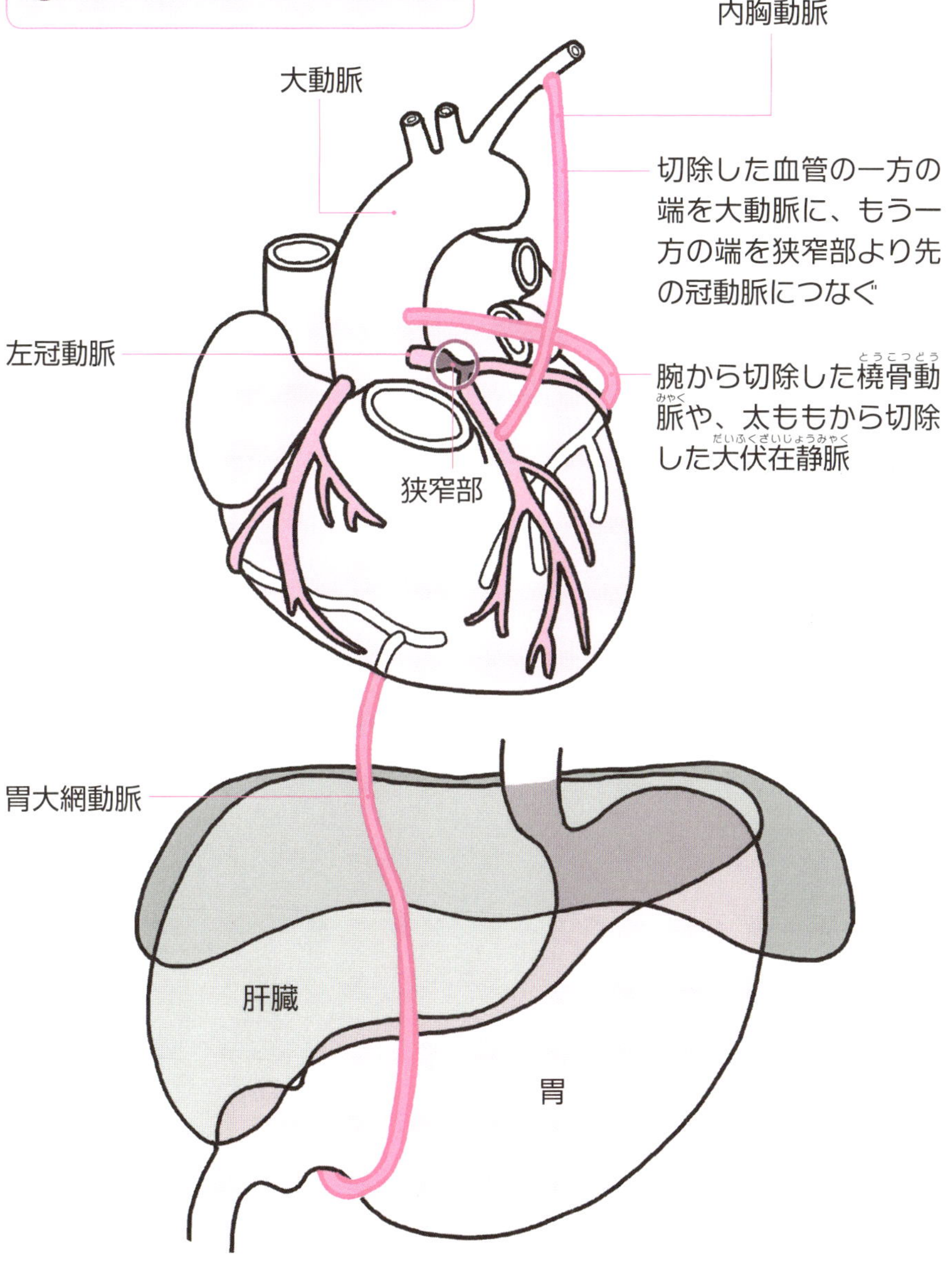

心臓病の治療

不整脈を改善するペースメーカ

電気刺激を与えて拍動を正常に保つ

虚血性心疾患に伴って不整脈が起こる場合、心筋梗塞などの治療に加えて、不整脈の治療も必要になります。不整脈の治療のためには、薬物療法のほか、**「ペースメーカ」**や**「植え込み型除細動器（ICD）」**を体内に埋め込む手術が行われることもあります。こうした機械は、心筋に電気刺激を与えて拍動を正常に保つためのものです。ペースメーカは、1分あたりの心拍数が一定以下になったり、心臓の動きが一定時間以上止まったりすると、自動的に電気刺激が発生します。また、植え込み型除細動器は、心室頻拍や心室細動（心筋のけいれん）が起こったりしたとき、自動的に電気ショックを与えます。

手術によって体内に器具を埋め込む

ペースメーカや植え込み型除細動器には、埋め込みの手術が必要です。手術は局所麻酔で行い、鎖骨の下を数センチ切開してペースメーカを埋め込みます。数年ごとに電池交換が必要で、その際には手術を行います。また、器具の定期点検も欠かせません。

ここが大事!!

●不整脈の根治療法も

洞結節から出た電気信号が正しく伝わらないために、心拍数が増えたり、心筋がけいれんを起こしたりするタイプの不整脈には、「カテーテルアブレーション」という手術が行われることもあります。これは、足のつけ根などから電極をつけたカテーテルを挿入し、電気信号の伝達異常を引き起こしている部分を高周波で焼ききるもの。原因をとり除くことができるので、治療が成功すれば、不整脈が完治します。

■ペースメーカ・植え込み型除細動器を使う場合の生活の注意■

長期旅行などの前には器具の点検を

1週間以上の旅行などをする場合は、定期点検に加え、出発前1カ月以内にペースメーカを点検し、電池の残量などの確認を

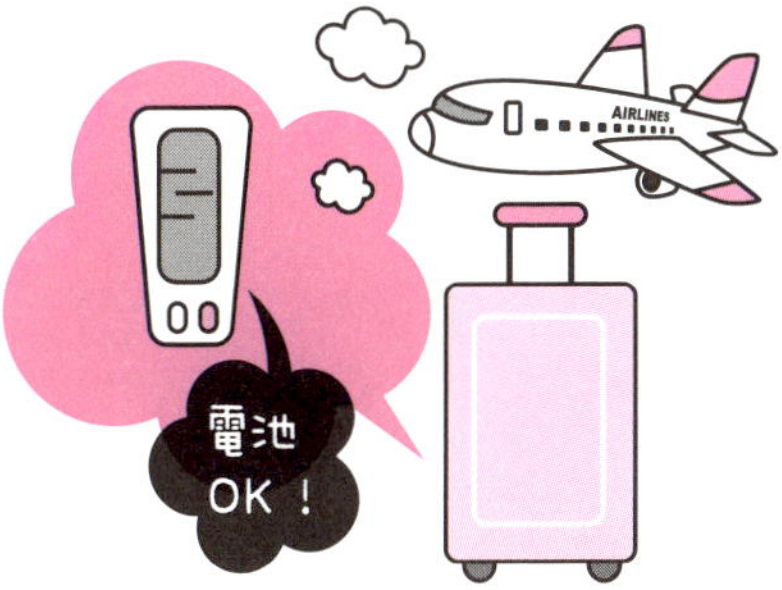

日常生活は普通に送れる

通常の仕事や家事などを制限する必要はない。スポーツも通常どおりに行えるが、格闘技やサッカーなど、体を激しくぶつけ合うものは避ける

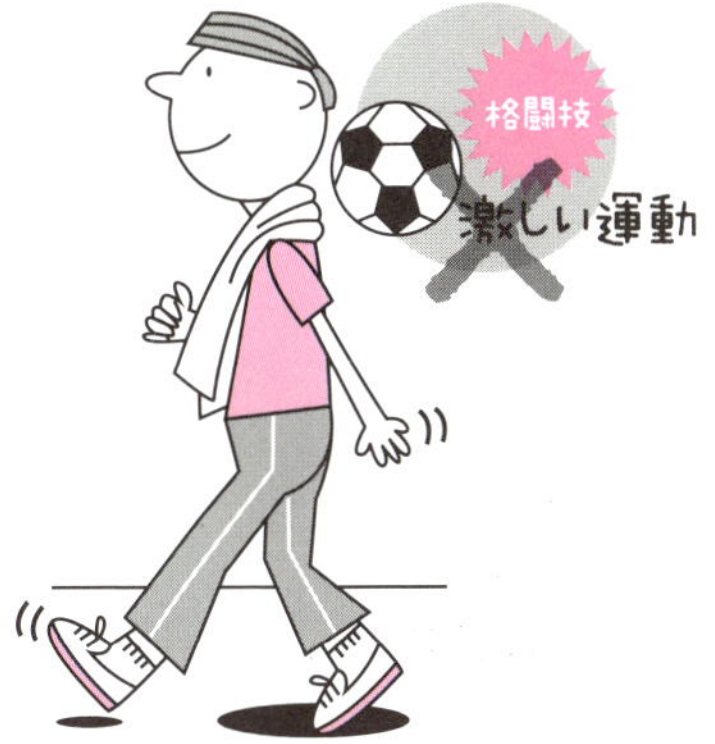

電磁波と強い電流を避ける

ペースメーカ・植え込み型除細動器が誤作動を起こしたり、リセットされてしまったりすることがある

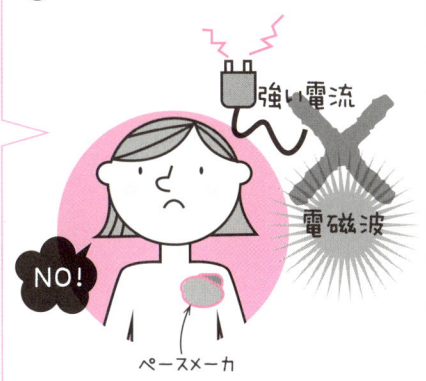

●避けたほうがよいもの・場所
- 高圧線、変電所、電気溶接機
- エンジンをかけた自動車のボンネットの下
- 肩こりなどに使われる超短波・低周波治療器
- MRI検査
- 電気針によるハリ治療　など

●注意したほうがよいもの・場所
- 電源の入った携帯電話やトランシーバー
- 電子レンジ、電磁調理器
- ゲート式盗難防止装置（長時間立ち止まらない）　など

心臓病の危険因子

虚血性心疾患につながる危険因子

「メタボ」の要素が危険因子に

虚血性心疾患の危険因子にはさまざまなものがありますが、その多くは日ごろの心がけでとり除くことが可能です。そのため、虚血性心疾患は生活習慣病のひとつと位置づけられています。危険因子のうち、とくに注意が必要なのが、**「メタボリック・シンドローム」**の診断基準となる項目。**「肥満」「脂質異常症」「高血圧」「高血糖」**の4点です。これらは動脈硬化を促進することがわかっており、動脈硬化が進めば、虚血性心疾患を引き起こす可能性も高まるからです。

喫煙とストレスも発症リスクを高める

肥満やさまざまな生活習慣病（またはその予備群）のほか、喫煙も虚血性心疾患のリスクを高めます。喫煙者の心筋梗塞の発症率は、非喫煙者の約1・7倍。これは、ニコチンやタールなど、タバコの煙に含まれる有害物質の影響によるものです。また、自律神経のバランスを乱すストレスにも注意が必要。ストレスを0にすることは難しいので、日ごろから自分に合った方法で発散することを心がけましょう。

ここが大事!!

●メタボに有効な運動療法

肥満、脂質異常症、高血圧、高血糖に運動が効果的です。運動には、エネルギーを消費して肥満や脂質異常を防ぐ効果があります。同時に、ウォーキングなどの有酸素運動（78ページ参照）を続けると、血糖値や血圧も下げることができます。1回30～60分、週に5日の有酸素運動が効果的です。ほんの数分の運動でも積み重ねることによって効果が多少なりとも期待できるので、日ごろからこまめに体を動かす習慣を身につけましょう。

■虚血性心疾患の危険因子■

遺伝的な体質

血縁者に虚血性心疾患を発症した人がいる

加齢

男性は45歳以上、女性は閉経後のリスクが高まる

閉経
肥満
加齢
高血糖
遺伝
高コレステロール
喫煙
脂質異常
高血圧
ストレス

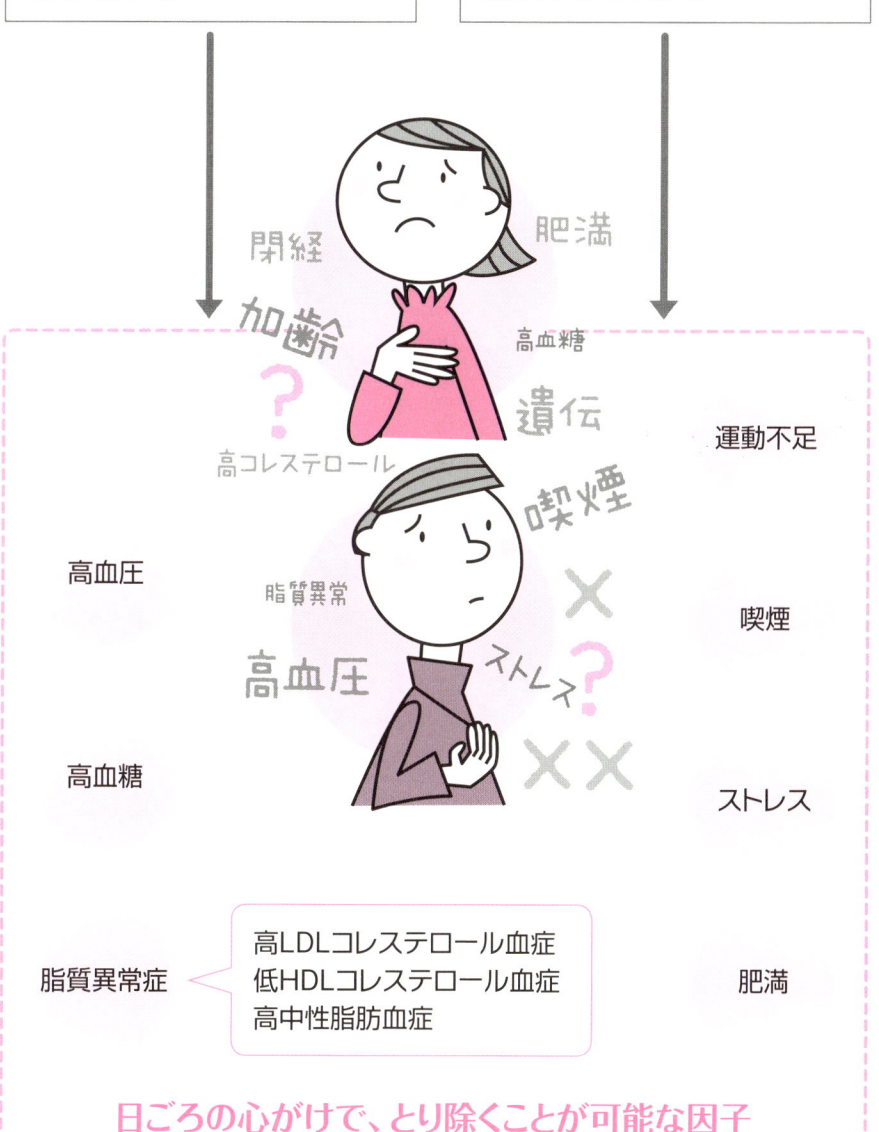

- 高血圧
- 高血糖
- 脂質異常症
  - 高LDLコレステロール血症
  - 低HDLコレステロール血症
  - 高中性脂肪血症
- 運動不足
- 喫煙
- ストレス
- 肥満

日ごろの心がけで、とり除くことが可能な因子

心臓病の危険因子

とくに注意したい4つの危険因子

複数の因子が合併すると心臓病のリスクが高まる

肥満、脂質異常症、高血圧、高血糖は、たがいに合併しやすいことも問題です。これらは単独でも虚血性心疾患の危険因子となりますが、合併することでさらにリスクが高まるのです。1つでも当てはまる人は、日ごろから健康管理に気を配りましょう。

●**肥満**（内臓脂肪型肥満）

内臓脂肪が多すぎるタイプの肥満は、脂質異常症、高血圧、高血糖などの発症リスクを高めます。

●**脂質異常症**

とくに注意したいのは、血液中の「悪玉コレステロール（LDLコレステロール）」が多いタイプ。増えすぎた悪玉コレステロールは血管壁にこびりつき、動脈硬化を引き起こします。

●**高血圧**

血圧が高すぎると血管壁を傷つけ、傷口にコレステロールが入り込んで動脈硬化を促進します。

●**高血糖**

血液に含まれる糖質の量が多すぎる状態。血液中の脂質を変質させて粥腫《じゅくしゅ》（コレステロールなどが血管の内側にこびりついたもの）をつくり、動脈硬化を促進します。

ここが大事!!

●「肥満」とは…？

医学的な意味での「肥満」とは、体内に脂肪がたまりすぎた状態のこと。肥満には、腹部や腰まわり、おしりなどに脂肪がつく「皮下脂肪型肥満」と、内臓の周りに脂肪がつく「内臓脂肪型肥満」の2種類があります。生活習慣病のリスクを高めるのは、主に内臓脂肪型肥満です。このタイプの肥満は、外見からはわかりにくく、本人に肥満の自覚がないことも多いので、注意が必要です。

■虚血性心疾患の危険因子を減らすための目標■

危険因子	目標
高血圧	若年者、中年者では130／85mmHg未満 糖尿病患者では130／80mmHg未満 高齢者では　140／90mmHg未満が望ましい
脂質異常症	総コレステロール　220mg／dL未満 LDL（悪玉）コレステロール　140mg／dL未満 トリグリセライド　150mg／dL未満 HDL（善玉）コレステロール　40mg／dL以上
血糖値	空腹時血糖　110mg／dL未満 HbA1c（※1）　6.5％未満（※2）
体重	BMI（※3）25未満に BMI 25以上の場合、ウエストまわりを男性85cm未満、女性90cm未満に
運動不足	中等度の運動を週3～5回 （1回30分以上）
喫煙	完全な禁煙を実施

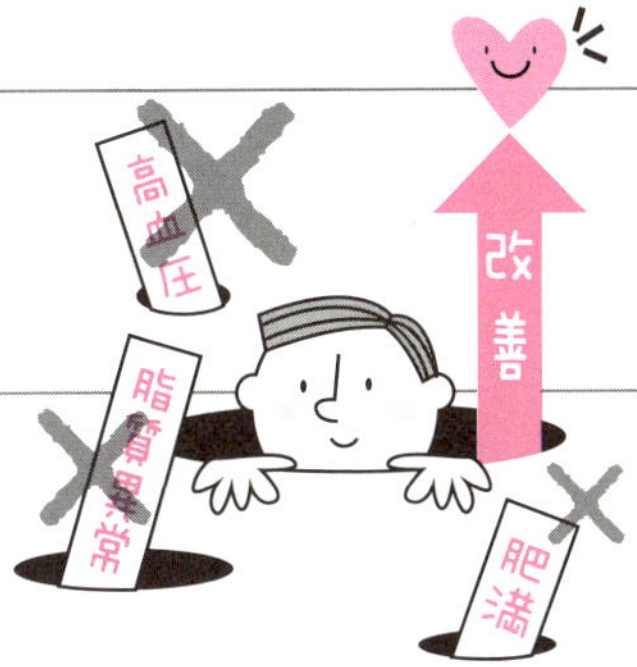

「虚血性心疾患の一次予防ガイドライン」より
※1　HbA1cは、国際基準値（NGSP値）を使用
※2　日本糖尿病学会「糖尿病治療ガイド2012-2013」において、メタボリックシンドロームの診断基準の原則である空腹時血糖110mg/dl未満に相当する値域は、HbAlc6.0％未満とされている
※3　BMI＝体重〈kg〉÷（身長〈m〉×身長〈m〉）。たとえば身長170cm、体重70kgの場合、70÷（1.7×1.7）＝24.2となる。

Part2

心臓リハビリテーションで再発を防ぐ

入院 → 患者さんの状態

急性心筋梗塞、狭心症、心臓手術などで入院

- 心臓機能低下
- 体力の低下
- 不安・抑うつ

加齢による → 動脈硬化

放置すると、運動機能が低下して寝たきりになる危険性もあります

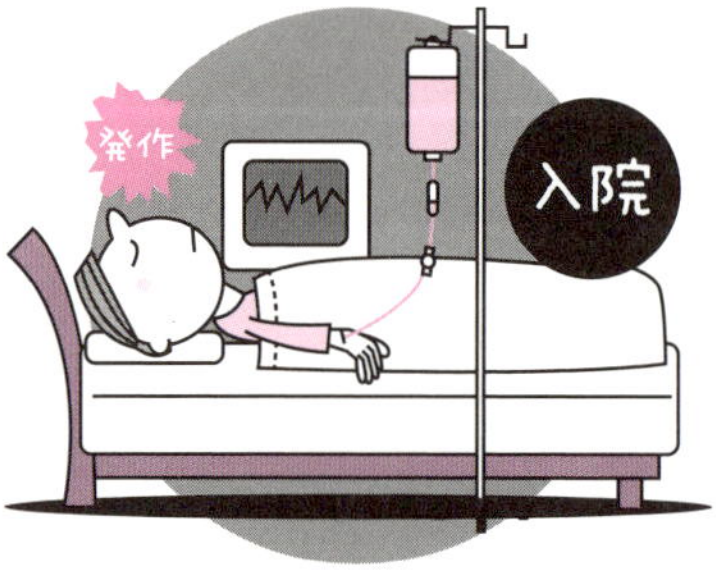

心臓リハビリテーションとは?

心臓リハビリテーションは心臓病の患者さんが、低下した体力を回復し、精神的な自信を取り戻し、快適で質の良い生活を取り戻すための総合的なプログラムです。

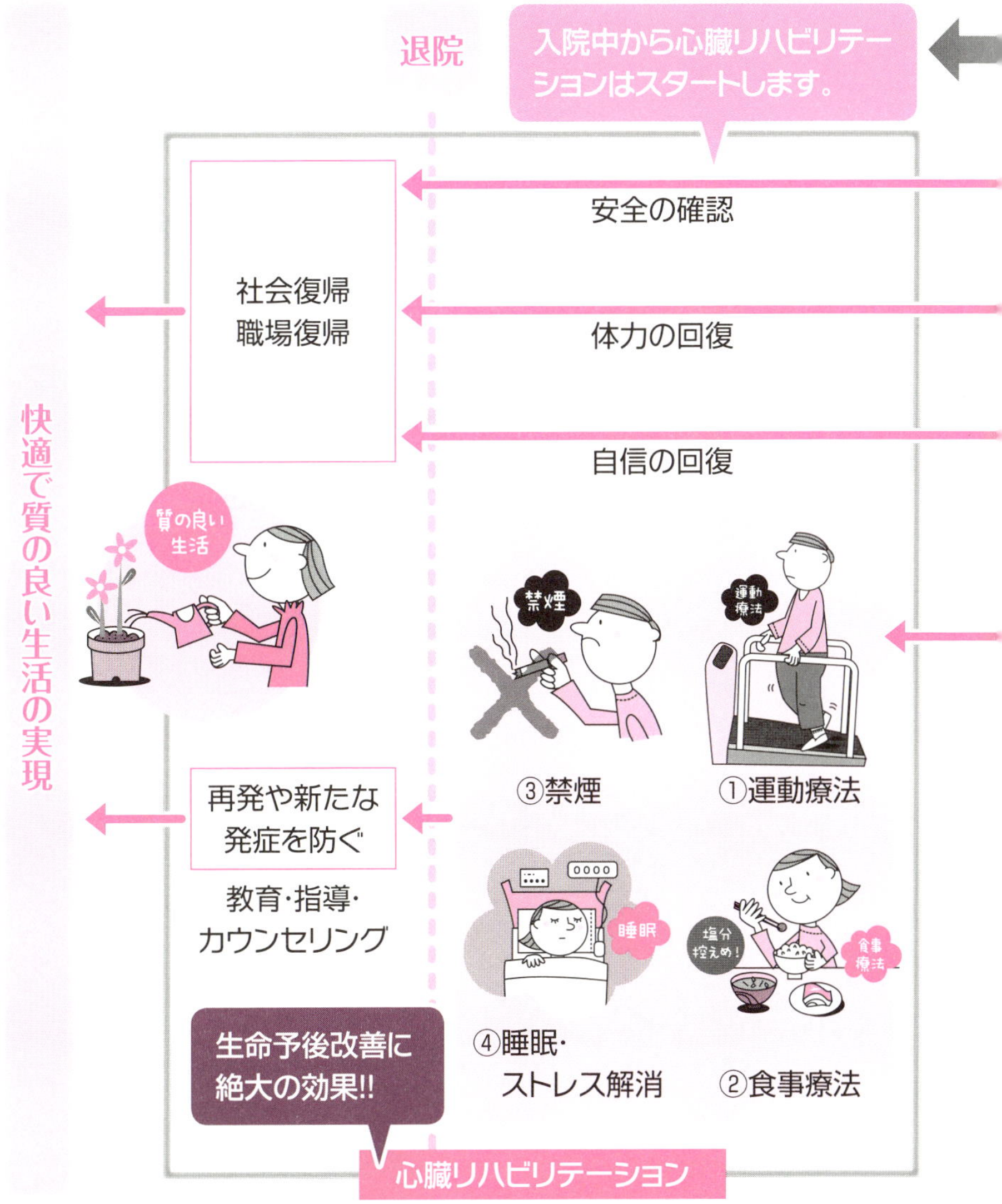

心臓リハビリテーションの目標

心臓リハビリテーションはさまざまな効果が期待できます。自分にはどんな目標設定が必要なのかチェックしたうえで、心臓リハビリテーションをスタートさせましょう。

①病気の治療をめざす

- □ 禁煙
- □ 糖尿病治療
- □ 症状の改善
- □ 高尿酸血症治療
- □ 体重減少
- □ 脂質代謝異常治療
- □ 高血圧症治療
- □ 骨粗しょう症治療
- □ 再発予防
- □ 不整脈治療

②体力の回復をめざす

- □ 体力の回復
- □ 筋力増強
- □ 運動量の確認

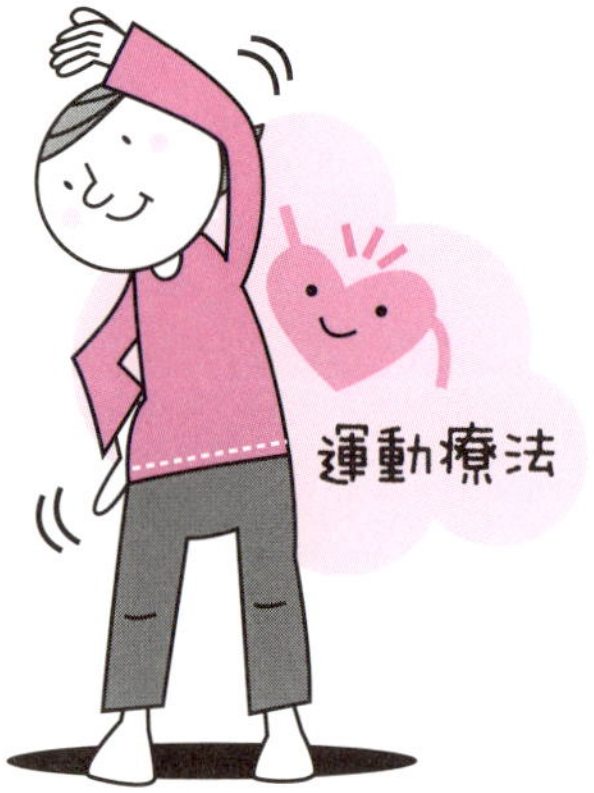

③社会復帰をめざす

- □ ストレス管理
- □ 精神的安定の確保
- □ 趣味の再開
- □ 職場復帰

第1章

心臓リハビリテーションとはどういうものか？

心臓リハビリテーションとは？

運動療法を中心に多岐にわたって行うリハビリテーション

心臓リハビリテーションとは、心機能の低下によってもたらされた全身の機能低下を回復させ、再発や新たな発症を防ぐために行う総合プログラムのことです。リハビリテーションというと、まっさきに運動療法を思い浮かべます。たしかに運動療法は中心的な役割を担いますが、それだけではありません。「禁煙」「食事療法」「活発な生活」「睡眠」などの生活療法も重要になります。さらに、「ストレスへの対処」「うつ状態の予防」などの心理面での療法も含め、生活の質（QOL）を向上させるために行われる包括的な治療法が心臓リハビリテーションです。

病気の再発と新たな発症を防ぐ

心臓リハビリテーションが有効な理由はさまざまありますが、大きな効果として、「①全身の機能回復」「②血管そのものを強くする」といったものがあります。さらに、心臓病の危険因子である生活習慣病を改善することで心臓病や、脳卒中などの再発を防ぐだけでなく、「③生活習慣病を改善する」効果が期待できます。

ここが大事!!

●リハビリから開始から150日間健康保険が適用

心臓リハビリテーションは、「①狭心症」「②心筋梗塞」「③冠動脈バイパスや心臓弁膜症などの手術後」「④慢性心不全」「⑤動脈瘤や大動脈解離などの大血管疾患」「⑥閉塞性動脈硬化症」の6つの疾患で、一定の要件を満たす医療機関で行うと150日間健康保険が適用になります。適用になるか、受診時に尋ねましょう。

■心臓リハビリテーションが必要な理由■

①全身の機能を回復させる

「運動療法」は、心臓病によって低下した全身の機能回復に欠かせません。心臓だけでなく全身の臓器の機能を調節する自律神経系も安定し、適度な運動が危険な不整脈を起こしにくくします。

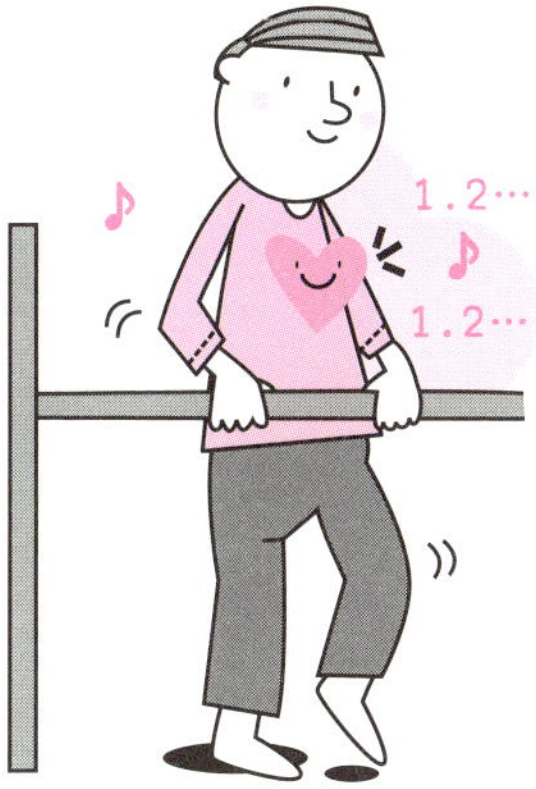

②血管そのものを強くする

正常な人はもとより、狭心症《きょうしんしょう》や心筋梗塞《しんきんこうそく》などの虚血性《きょけつせい》心臓病では、運動によって血管そのものを治療する効果があるほか、心筋梗塞などにつながるプラーク（粥腫《じゅくしゅ》）を安定させ、血管が詰まるのを防いでくれます。

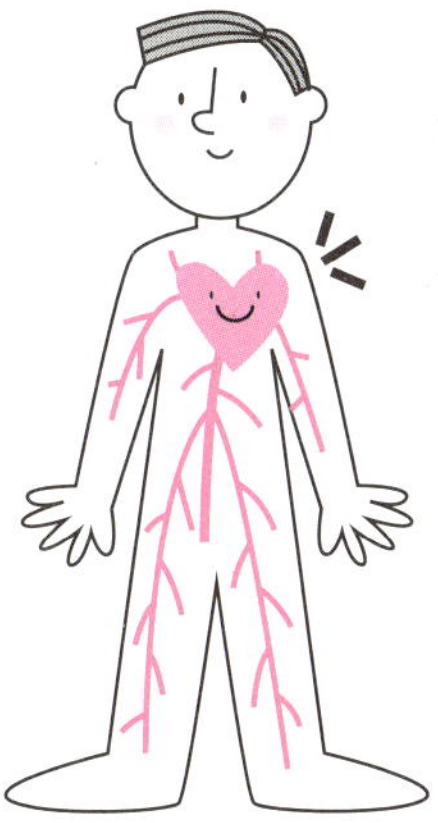

③生活習慣病を改善する

高血圧や脂質異常症、肥満などの危険因子は、心臓リハビリテーションによって生活習慣を正すことで危険度が下がります。これによって病気の再発や新たな発症を防ぐ効果も期待できます。

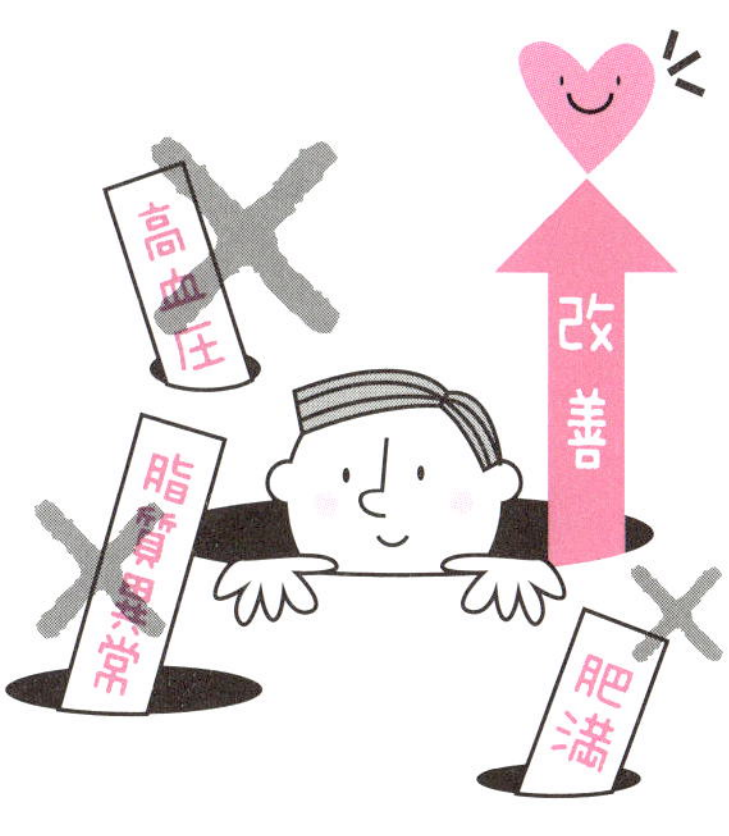

心臓リハビリテーションの効果

健康的な生活を可能にする心臓リハビリテーション

心臓リハビリテーションはなぜ必要なのか？　最近の研究で、病気そのものに対して薬物療法に匹敵する効果があることがわかっています。さらに、運動療法を続けることで、さまざまな全身の機能が向上し元の生活に戻るどころか、以前よりかえって健康的な生活を可能にすることがわかっています。

心臓リハビリテーションの具体的効果

具体的な効果としては、次のようなものが挙げられます。

①心肺機能が改善され体力がつくため、疲れにくくなる。
②筋肉や骨が鍛えられ老化を防ぐ。
③血管の内皮《ないひ》の働きがよくなることで、冠動脈の再狭窄《きょうさく》やバイパスの閉塞《へいそく》を予防し心筋梗塞《しんきんこうそく》の再発を減らす。
④動脈硬化の進展を予防し、原因となる危険因子を是正する。
※中性脂肪、内臓脂肪を減らし、善玉（ＨＤＬ）コレステロールを増やす。血圧や血糖を下げる。
⑤自律神経が安定し、ストレスも解消。
⑥不整脈が減る。
⑦うつ状態を改善する。

ここが大事!!

●病気の前より体力がつく患者さんも多い

狭心症や心筋梗塞の患者さんは、もともと運動不足が原因で動脈硬化が進んだ方が多く、運動能力も体力も低調。ところが、病後に心臓リハビリテーションによる運動療法をはじめると骨格を支える筋肉の量が増え、質もよくなります。このため以前はとてもできなかった動作などが楽に長く続けられるようになり、その結果、病気の前より体力が向上する患者さんが多いのです。

■心臓リハビリテーションの効果■

①冠動脈狭窄率の変化と身体活動量

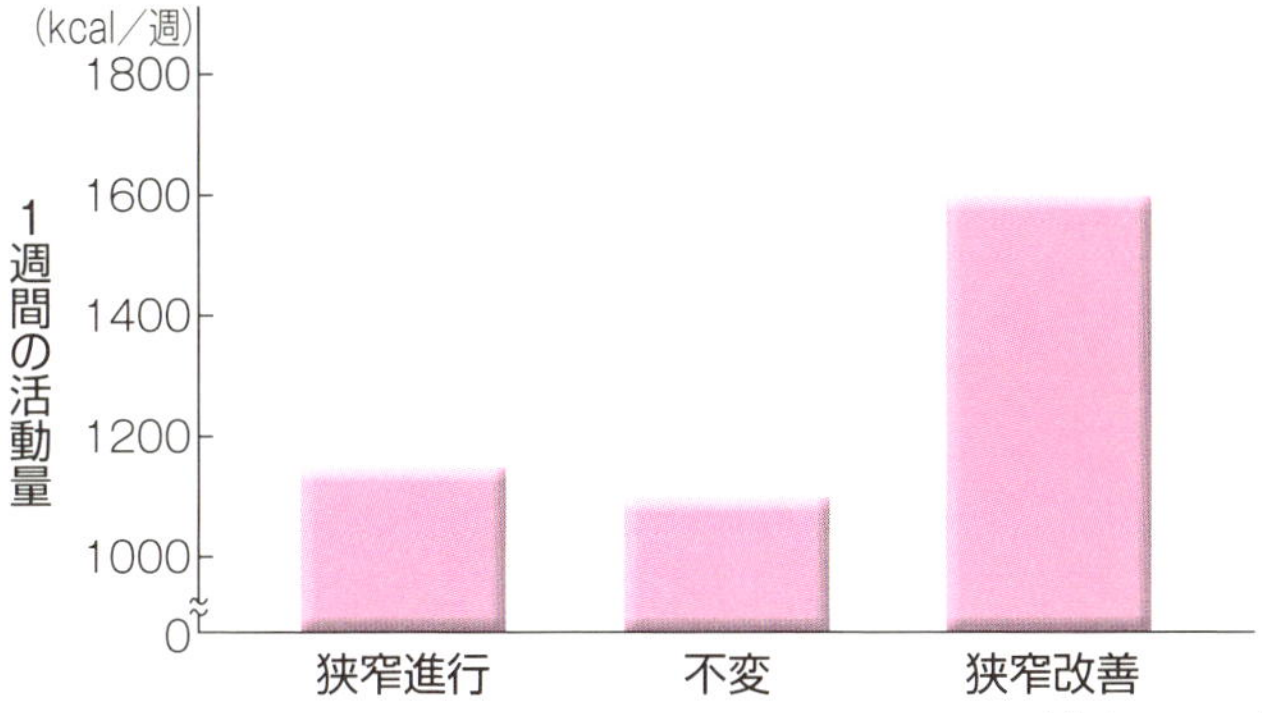

冠動脈の狭窄率が改善した人の1週間の活動量は約1600キロカロリーと、改善しなかった人より多かった。この活動量は1日あたり40数分の速歩を1週間、毎日実行したときのエネルギーに相当する

Niebauer J et al. Circulation,1997

②心不全での運動療法と生存率

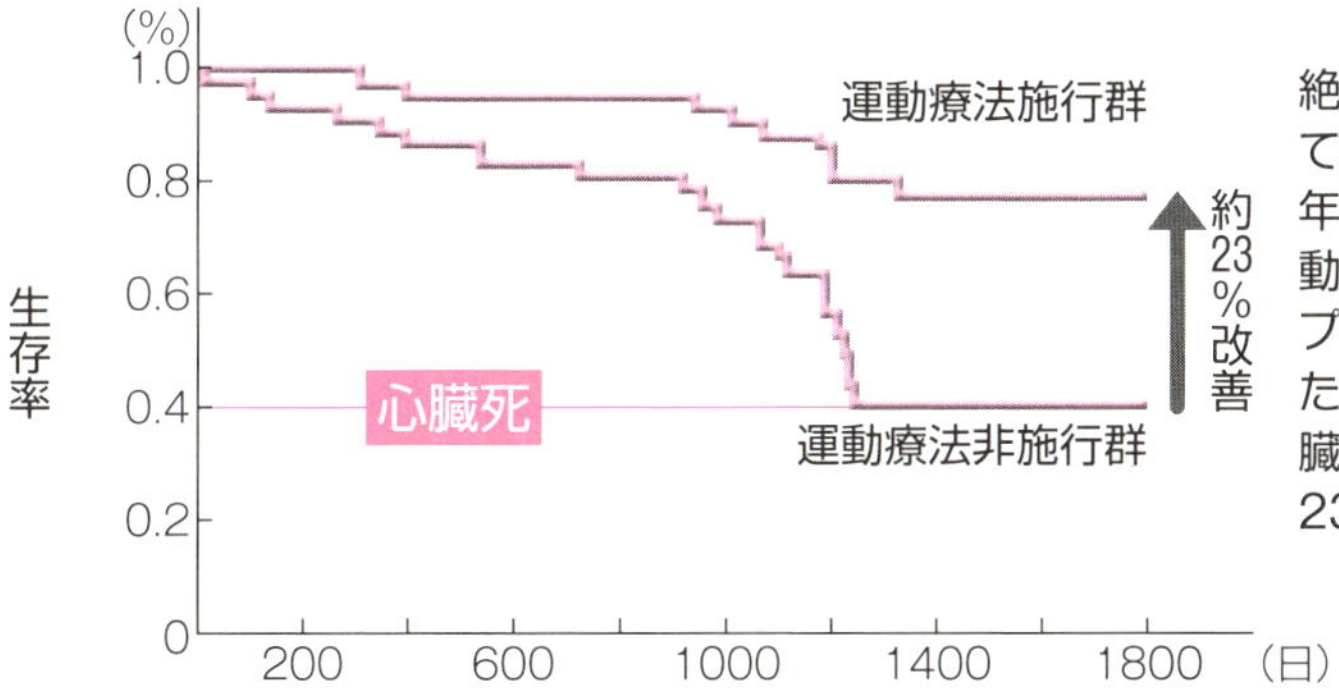

慢性心不全は以前は絶対安静が必要とされていましたが、2年～3年と長期にわたって運動療法を続けたグループでは運動をしなかったグループに比べて心臓病による死亡が約23%も改善した

Belardinelli R. etal. Circulation,1999

③冠動脈の狭窄率に対する効果

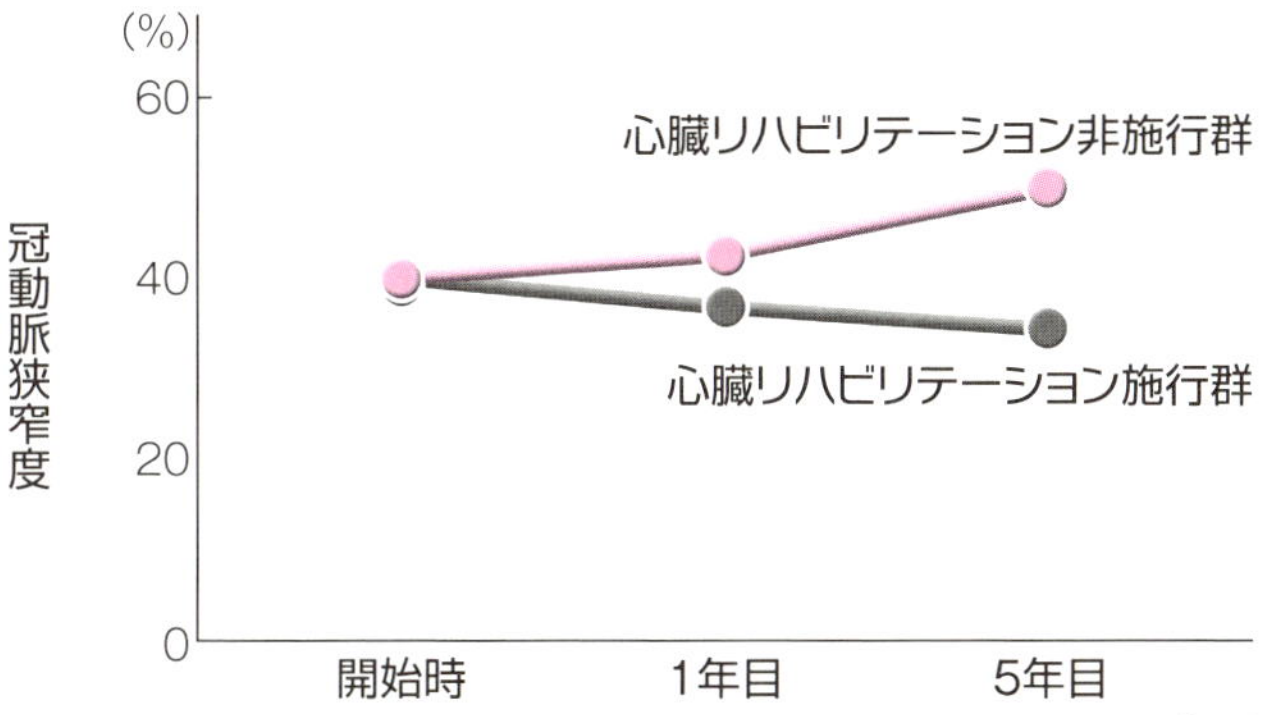

冠動脈が40～50%程度狭くなっている人を2グループに分け一方は薬物療法を行い、もう一方は心臓リハビリテーションを併用し1年後・5年後の病変を比べたもの。併用した人は狭窄が進行していない

Ornish D. et al. JAMA 1998

心臓リハビリテーションの流れ

発病から維持期のリハビリまで

心臓リハビリテーションは発病後、入院中に行われる「**急性期のリハビリテーション**」、主に健康保険の適用を受けながら退院後に通院で受ける「**回復期のリハビリテーション**」、そして、体力維持と機能の回復、再発防止を目的に生涯にわたって行う「**維持期リハビリテーション**」の3つのプロセスによって行われます。

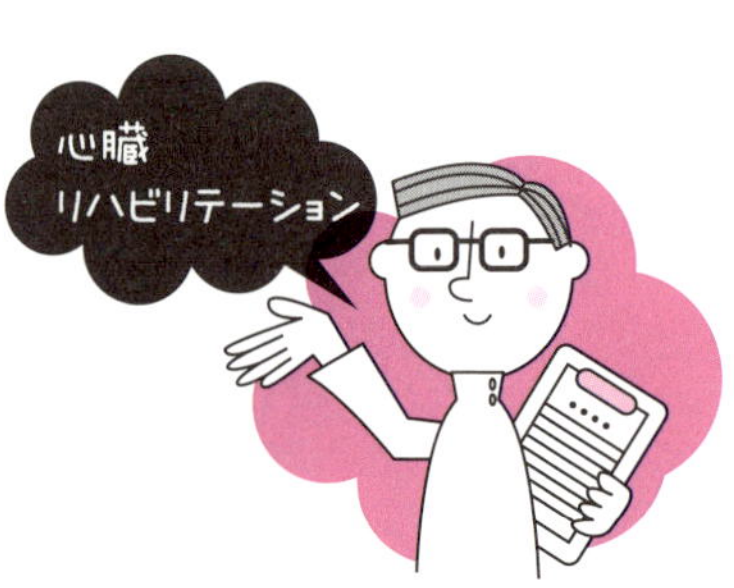

リハビリテーションプログラムの流れ

発病

急性期リハビリテーション

入院中

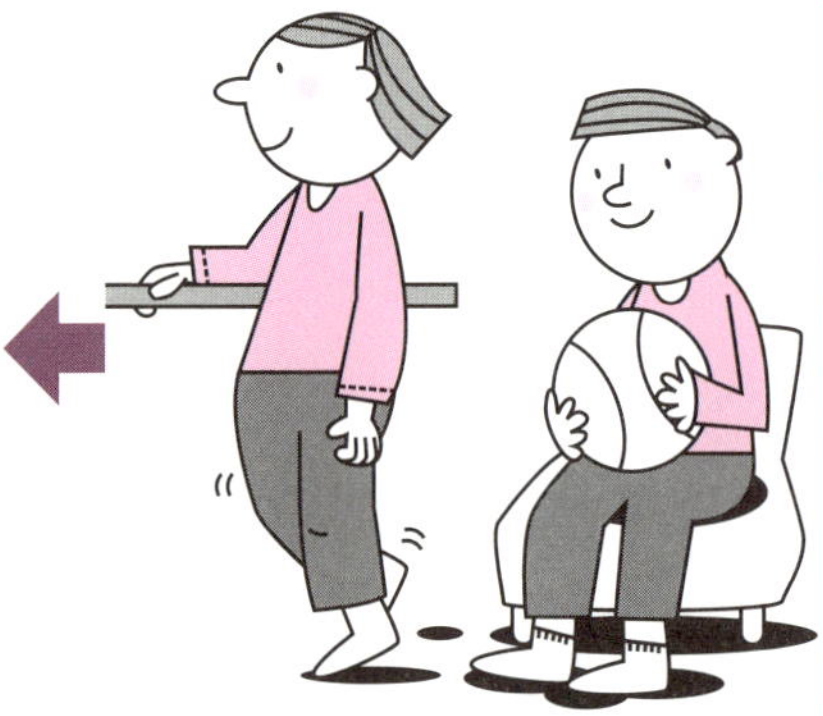

目標

①日常生活での安全域を確認する
②自力通院ができる

・病棟でのリハビリ
・リハビリ室での運動療法
・退院後の生活と疾患管理に向けての講義
・退院後のリハビリの案内

回復期リハビリテーション

退院～社会復帰までの
3カ月プログラム

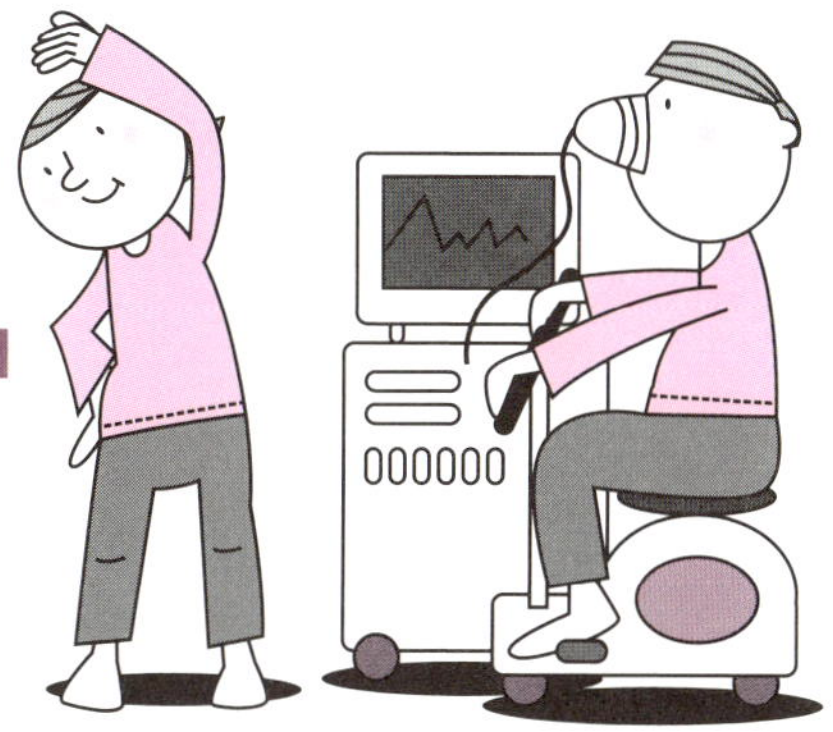

①病気についての理解を深める
②自己管理のしかたを集中的に覚える
③医師の処方に基づいた運動療法で安全に体力を回復する

1カ月目
- プログラム開始時の診察と検査(外来リハビリ開始の初日)
- 心肺運動負荷試験/運動処方

2カ月目
- 運動療法/指導
- 栄養相談
- 生活指導
- カウンセリング（ストレス対策）
- 生活習慣改善に向けた講義

3カ月目
- プログラム終了時の診察と検査

維持期リハビリテーション

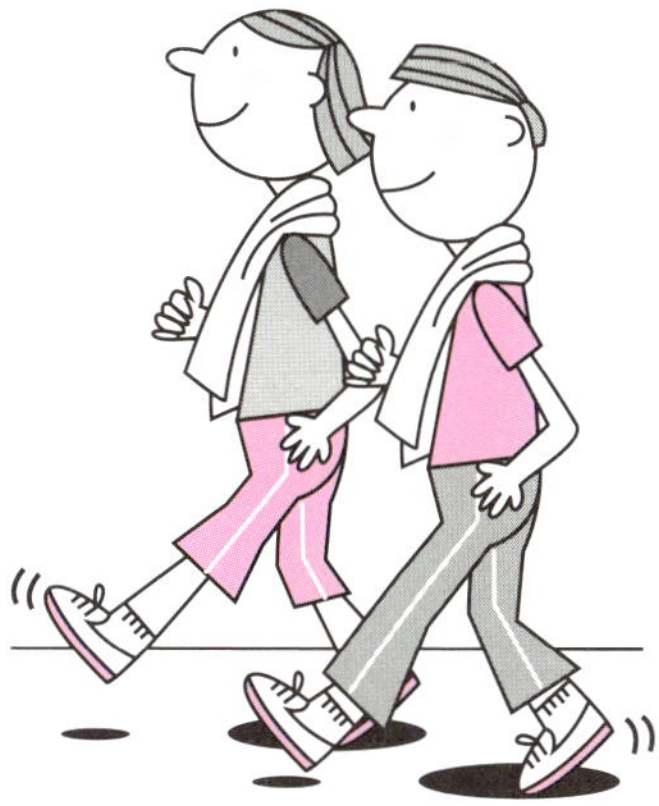

①運動を継続する
②体力の維持とさらなるステップアップをめざす
③自己管理の実践

- 健康増進プログラム
- 保険で行うプログラムは終わり、自己負担でのプログラムを実施
- プログラム終了後も定期的に心肺運動負荷試験を行い、体力を評価し、運動処方を出してもらう

メディックスクラブ（NPO法人ジャパンハートクラブ）など
プログラム終了後も榊原記念病院の施設利用を希望する場合、同病院の会員制のプログラムやNPO法人による運動療法を紹介している

※榊原記念病院で行われる心臓リハビリテーションのプログラム例

急性期リハビリテーションの内容

急性期リハビリテーションは日常生活活動の確保が目的

心臓病の発病や手術のあと、2～3日はICU（集中治療室）で看護を受けますが、第1期（第I相）といわれる急性期リハビリテーションはこのICUからスタートします。

座位や立位が安定したら洗面、排便、シャワー浴、30～100m廊下歩行などの身の回りの動作が完全にできるようになるためにリハビリを行います。順調に回復し病状が安定してきたら一般病棟に移り、本格的なリハビリが行われます。急性期の治療とともに、段階的に活動量を増やし、心臓機能評価の検査や生活指導、禁煙指導などを受け日常生活の復帰をめざします。

治療として効果がある心臓リハビリテーション

以前は、リハビリテーションは筋力や体力の回復が主な目的とされてきましたが、最近では症状が安定してから行う運動は、単に体力の回復だけでなく心臓病の病状そのものを改善し治療として効果があることがわかってきました。そのため薬物療法などとともに治療の一環として運動療法を取り入れる病院が増えてきました。

ここが大事!!

●歩数計を用いた病棟廊下歩行の例

運動の強さとしては有酸素運動が望ましく、榊原記念病院では、低体力者や高齢者では、歩数計を用いた病棟廊下歩行も行われます。

歩数のめやすは術後4～5日後で1000～1500歩、6～9日後で2000～3000歩、10～14日後で4000～5000歩です。歩数計をめやすにすると、続けやすく、退院後も歩数計を手放せなくなる患者さんも少なくないようです。

急性期リハビリテーションのプログラム

①身体を起こす

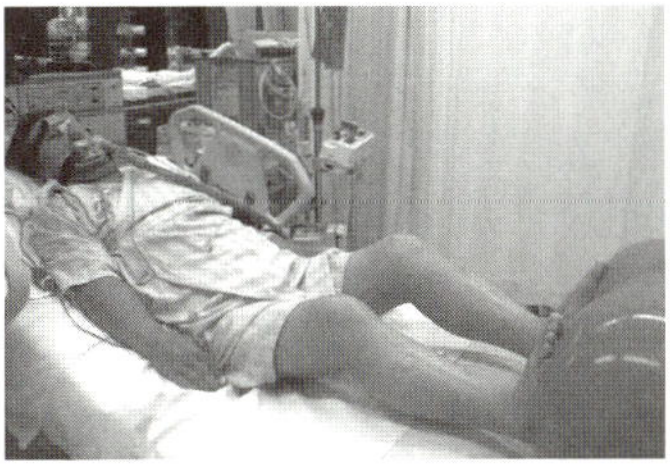

ベッドの上での筋力トレーニング

②座ったり、立ったりする

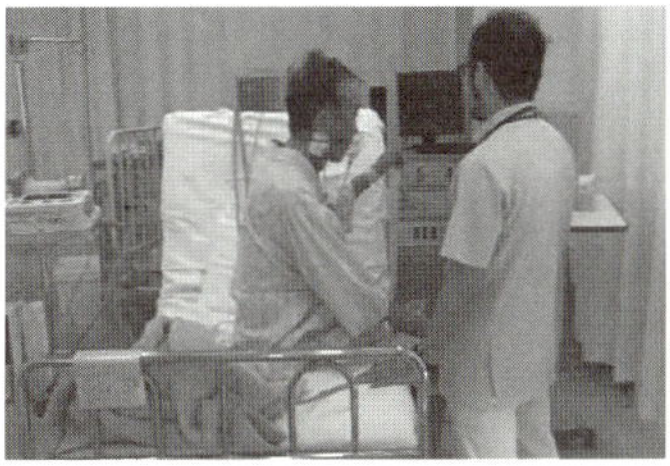

ベッドからの離床訓練

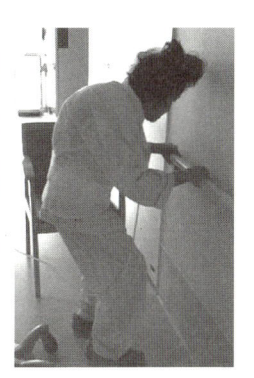

廊下での歩行訓練

③歩行訓練

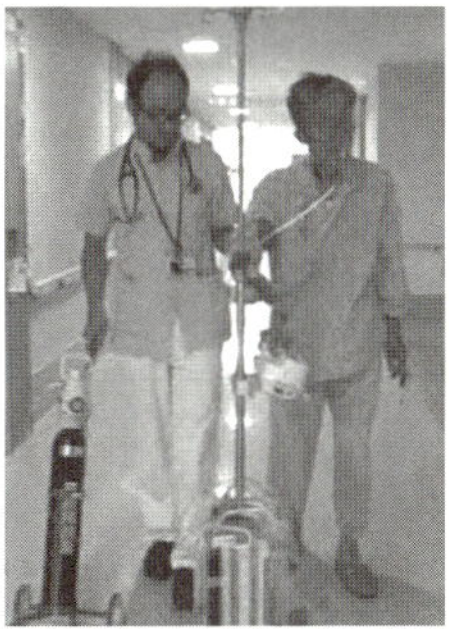

廊下での歩行訓練

④リハビリ室での運動療法

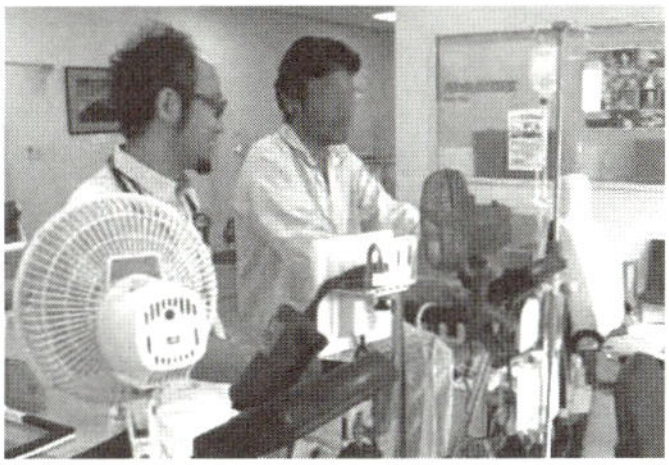

エルゴメータを使ってのリハビリ

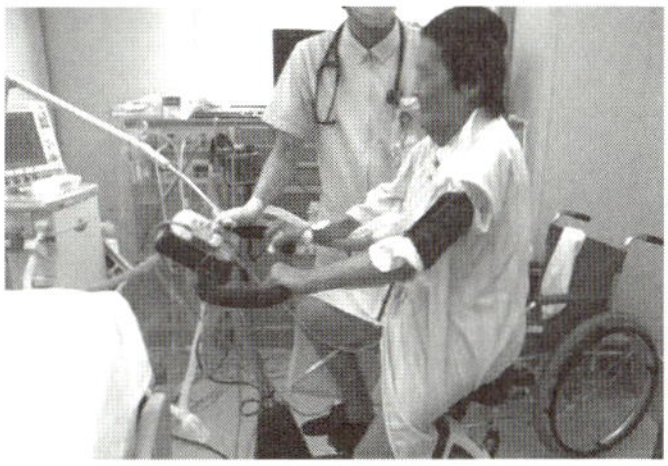

エルゴメータを使ってのリハビリ

※榊原記念病院のようす

回復期リハビリテーションの内容

回復期リハビリテーションは社会生活への復帰が目標

第2期（第Ⅱ相）である回復期リハビリテーションは発病から1～3カ月間に行われます。前期は一般病棟の入院中に行いますが、後期は退院したのち外来・通院によって行われます。

この次期の目標は、社会復帰、職場復帰に成功し、新しい生活に慣れること。内容は、心肺運動負荷試験などの機能評価検査を行って、積極的な運動療法が行われます。加えて、仕事や生活への不安などの心理的問題、食事療法などのカウンセリングを受けて、快適な社会生活を送る準備をします。

運動の種類は大きな筋群を動員する運動

運動療法で行う運動は、大きな筋群を動員する律動的なものが中心です。歩行、トレッドミル、エルゴメータが使われます。心不全の場合は安全域が狭いので、運動強度が設定でき、血圧や心電図などの監視が容易で、安全性が高いエルゴメータがよく使われます。運動療法を続けると少しずつ運動能力が上がっていくのが一般的です。1～4週間ごとに運動負荷試験が行われ運動処方が見直されます。

ここが大事!!

●運動療法が行えない例

心臓病の術後などの運動療法は有効ですが、次のようなケースでは行えません。

①心筋梗塞の発症日
②不安定狭心症
③重症の狭窄性心臓弁膜症
④解離性大動脈瘤の急性期
⑤重症の先天性心疾患
⑥重症の閉塞性肥大型心筋症
⑦心筋炎・心膜炎の急性期
⑧重症心不全
⑨運動で悪化の可能性のあるその他の病気　など

■回復期リハビリテーションのプログラム■

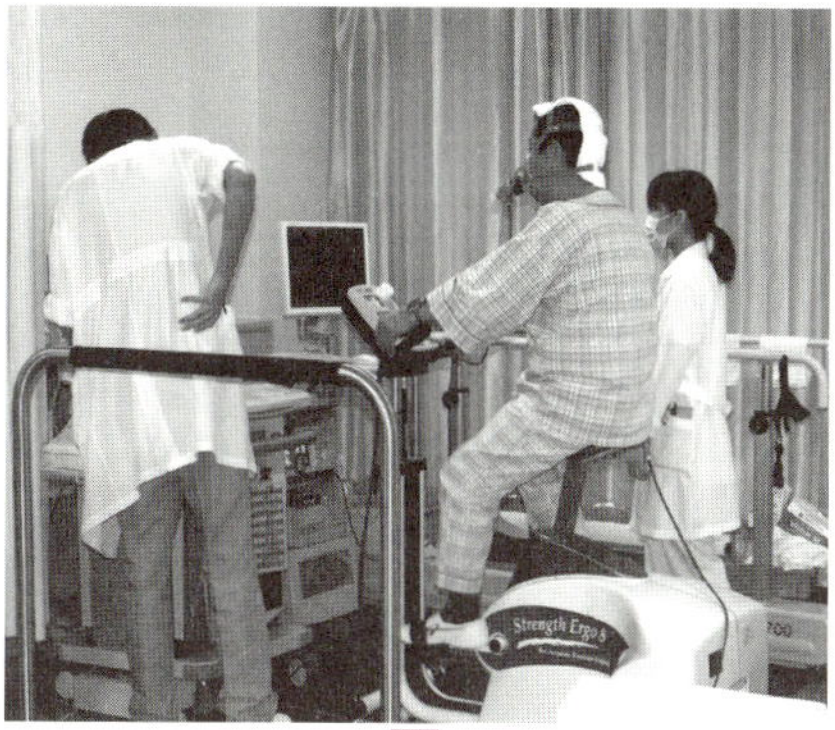

心肺運動負荷試験
この試験に基づいて
運動処方を行う

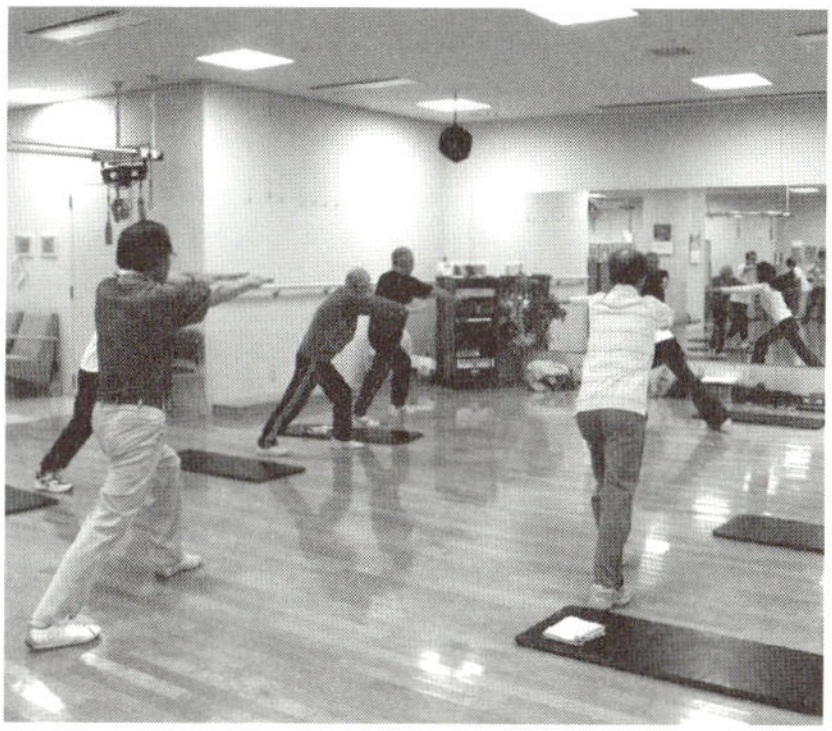

心臓リハビリテーション指導士のリードで
鏡の前で行うストレッチ体操

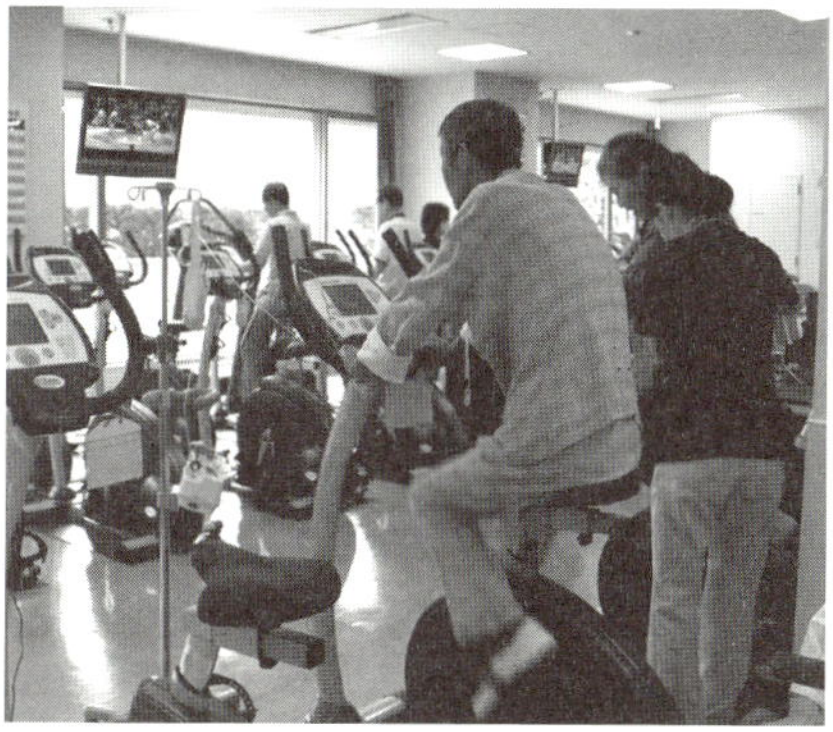

エルゴメータを使っての有酸素運動

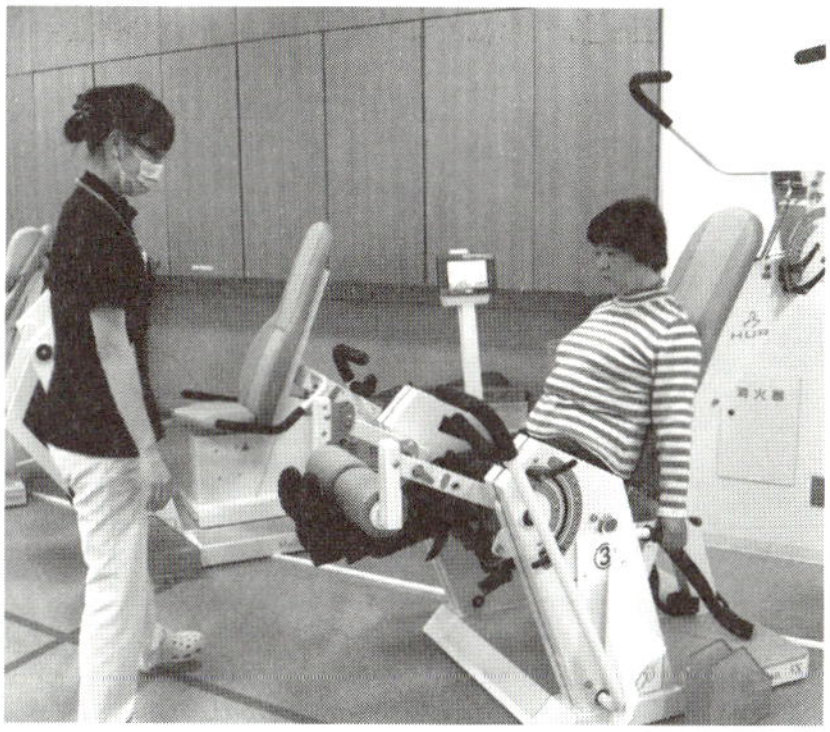

マシンを使って行われるレジスタンス運動

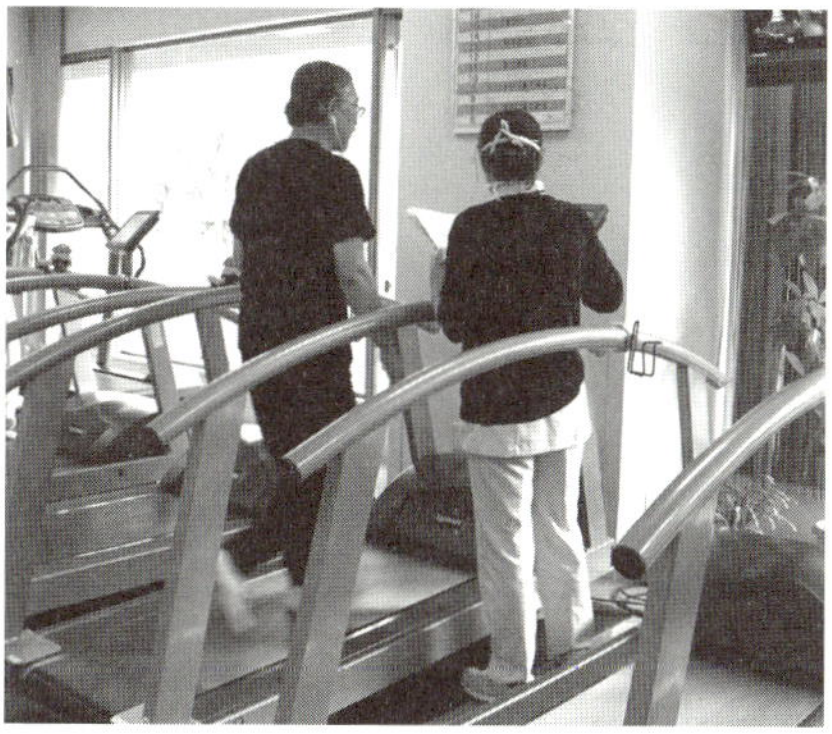

スタッフが負荷をチェックしながら行うトレッドミル

※榊原記念病院のようす

維持期リハビリテーションの内容

維持期リハビリテーションは快適な生活の維持が目標

自宅や地域の運動施設などで行う維持期の運動療法は、退院後も生涯にわたって続けることが大切です。

こうした運動療法は、病院などの施設で行う療法に劣らない効果があることがわかっています。

第3期（第Ⅲ相）の維持期リハビリテーションは、この運動療法を中心に、食事療法や禁煙を続け、やる気や希望を保持しながら日常生活の快適さといった、生活の質（QOL）の向上をめざすのが目標となります。

運動療法を続ければこんな効果が期待できる

入院中の急性期、回復期だけでなく自宅に戻ってからの維持期の運動療法も、手術では治せないさまざまな点を改善・向上させてくれます。

次のような効果が期待できます。

①運動能力・体力が向上する
②骨格筋機能が向上する
③血管がやわらかくなる
④自律神経が安定する
⑤生活の質が向上する
⑥精神面でも良好な効果がある
⑦再入院率を減らす

ここが大事!!

●心臓リハビリテーションは集団で行うと寿命を延ばす

心疾患の患者さんの30～40%がうつ状態になるといわれています。精神的なストレスが冠動脈疾患の患者さんの状態を悪化させ、動脈硬化の病状を不安定にします。

運動療法はこうした不安定な精神状態を改善してくれます。とくに集団で行う心臓リハビリテーションはうつ状態を改善する効果があるだけでなく、続けることで寿命も延びるといわれています。

■維持期リハビリテーションのようす■

●1時間コース

・血圧チェック
・心拍計の装着

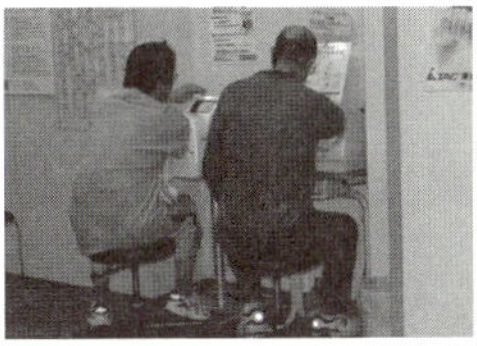

5〜10分 **準備体操（ストレッチ）**

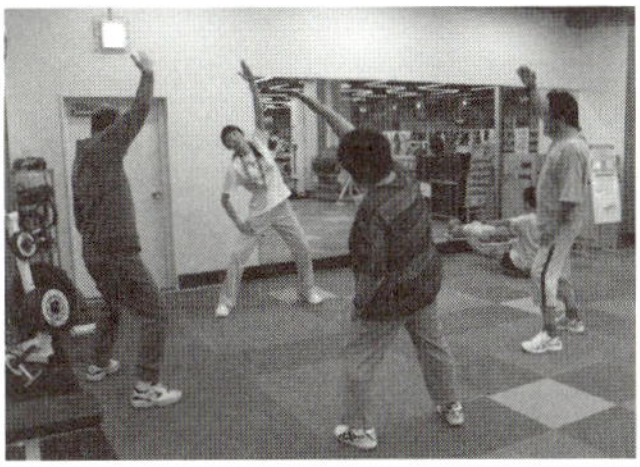

20分 **エアロバイク（有酸素運動）**
心拍数をチェックしながら行う

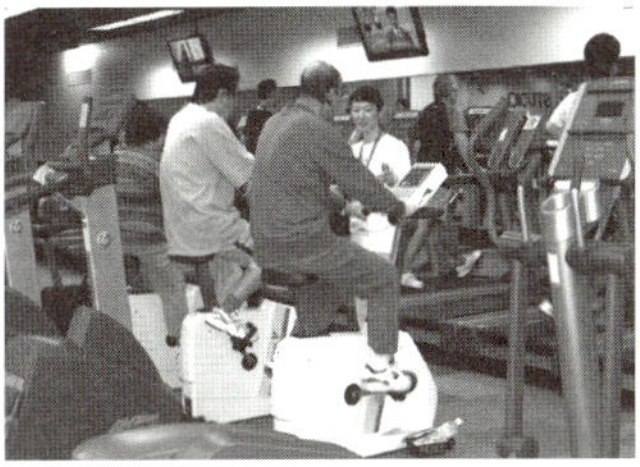

・血圧チェック
・休憩

20分 **レジスタンス運動**
チューブによる運動やスクワットなど

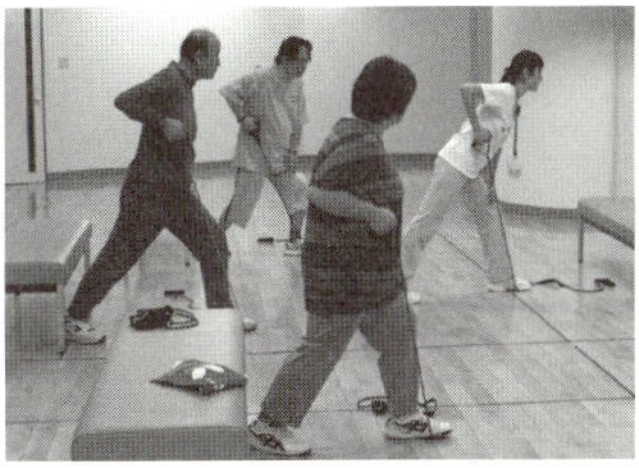

5〜10分 **整理体操（ストレッチ、クールダウン）**

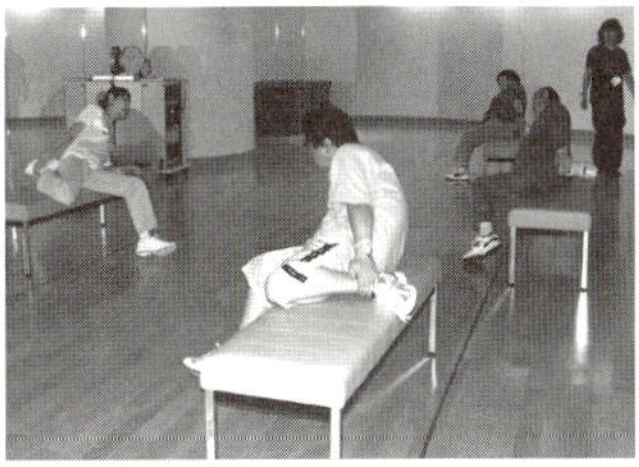

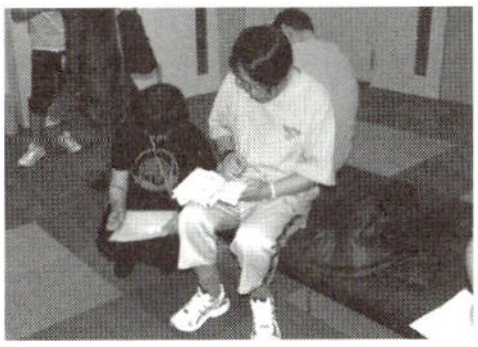

・血圧チェック
・心拍数などを記録

※東京·中野サンプラザ内スポーツジムで行われているメディックスクラブのリハビリテーション例

狭心症・心筋梗塞のリハビリテーション

動脈硬化の原因となる冠危険因子のコントロール

心筋梗塞《しんきんこうそく》や狭心症は動脈硬化が原因で起こるケースがほとんどです。動脈硬化を起こしやすくするものを「**冠危険因子**」といいます。冠危険因子をコントロールし再発を防ぎましょう。

①**脂質異常症**　中性脂肪や悪玉と呼ばれるＬＤＬコレステロールは動脈硬化を起こしやすくします。

②**糖尿病**　高血糖が続くと血管が冒され全身の動脈硬化が悪化します。

③**高血圧**　血管壁の内皮《ないひ》が傷つき動脈硬化の下地を作ります。

④**肥満**　内臓脂肪がたまりすぎると代謝異常が起こり動脈硬化が相乗的に悪化します。

⑤**ストレス**　血管の収縮に異常が起こり血管が詰まりやすくなります。

再発予防に不可欠な禁煙

タバコに含まれるニコチンは血管を収縮させ、血圧を上げたり血流の流れを悪くして、血管を詰まりやすくします。禁煙を実行すると1年で再発あるいは虚血性の心臓病による死亡率が半減します。

ここが大事!!

●家庭や職場で怖い「受動禁煙」

自分がタバコを吸っていなくても、家庭や職場などで周囲に吸っている人がいると再発の可能性が高くなります。

タバコを吸う夫の妻は、吸わない人の妻よりも2倍も心筋梗塞になりやすいというデータがあります。心臓病にかかった人はもちろん、かかったことがない人も、自分のため家族のために禁煙を実行したいものです。

■再発を防ぐ6つのポイント■

①まずは禁煙を実行

動脈硬化を起こしやすくする喫煙習慣はすぐに改善を

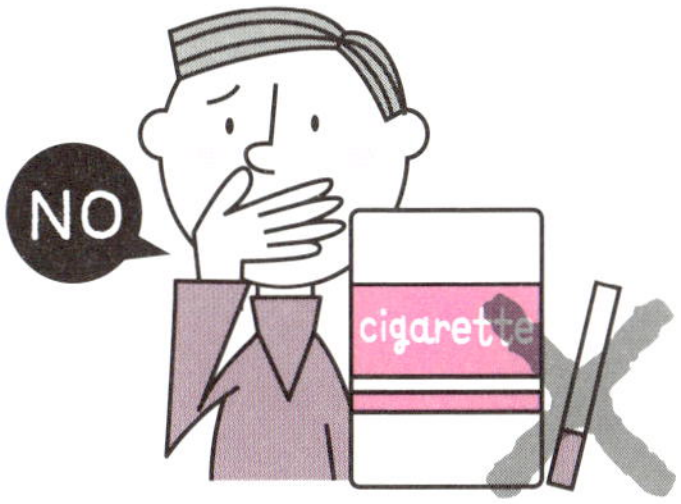

②正しい服薬

正しい飲み方・回数などを守り規則正しい服薬を

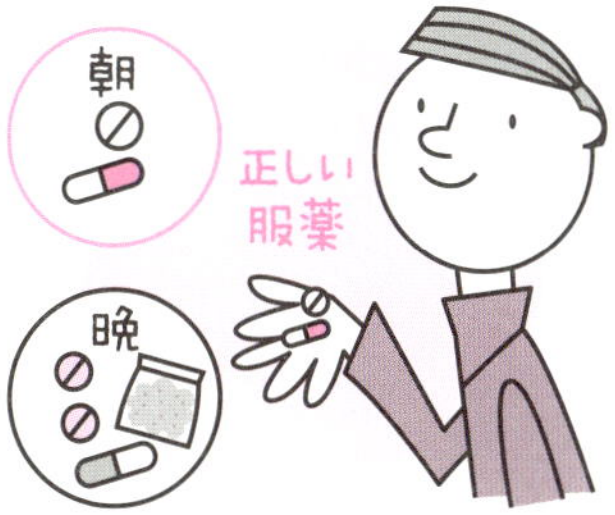

③自分に合った運動

体力を回復させるとともに冠危険因子のコントロールに運動を

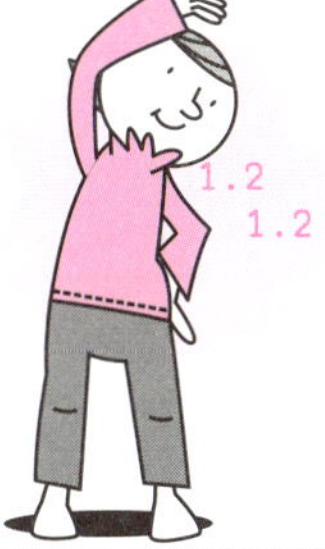

④食生活の見直し

塩分を控えるなど、生活習慣病を防ぐ食事を

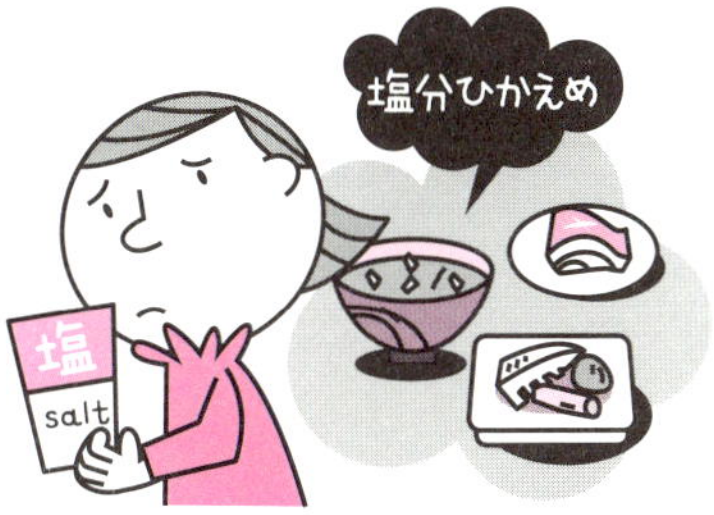

⑤病気の理解

自分の体のこと、病気のことを正しく理解する

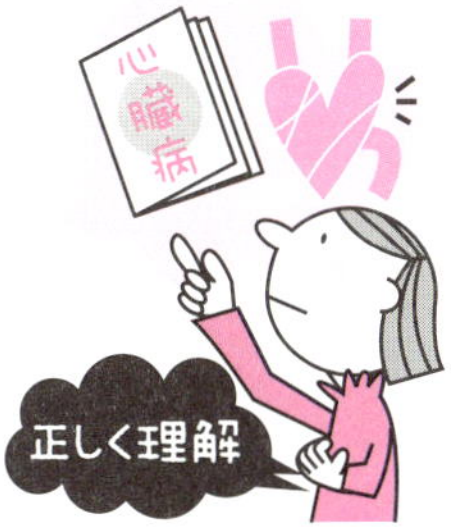

⑥定期的な検査

社会復帰してからも定期的な検査を受けて再発防止を

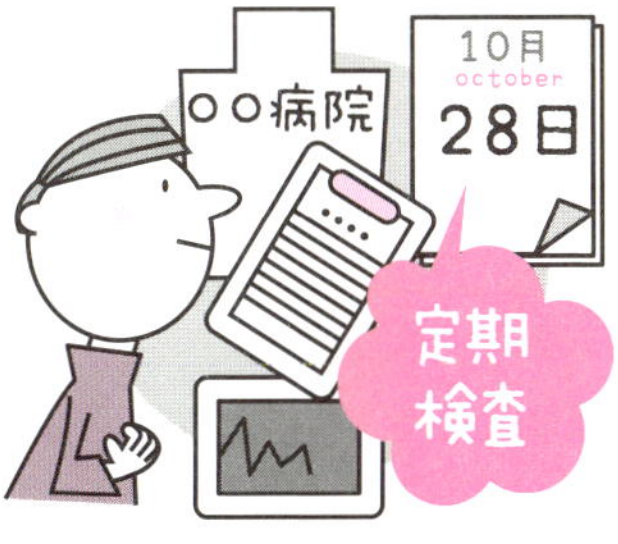

ＰＣＩ治療後のリハビリテーション

ＰＣＩが成功したらすべてＯＫ？

狭心症や心筋梗塞《しんきんこうそく》では冠動脈に挿入したカテーテルで冠動脈の内腔《ないくう》を広げる「**経皮的冠動脈形成術**」（ＰＣＩ）という治療が行われることが多くなっています。「狭くなった冠動脈をＰＣＩで広げたから病気は治った」と思っている患者さんも多いのですが、ＰＣＩの治療が成功したらすべてＯＫと考えるのは早計です。

左ページのグラフはバルーン治療後、運動療法を始める前の心筋虚血の状態と、運動療法後の心筋虚血の状態を比較したものです。運動療法を行うと血流がよくなることがわかります。

ＰＣＩ治療の結果、治療した部分の再狭窄《きょうさく》率は低下しますが、ＰＣＩの効果は狭窄が起こっている部分だけです。ほかの部分はいつ詰まるかわからないので、血管が詰まりやすい状態を治療しないと、違うところが詰まる可能性が大きいのです。つまり、動脈硬化を起こさないためのリハビリテーションが重要になります。ＰＣＩ治療によって早期離床ができたら、早めに必要な運動をスタートさせることが大切です。

ここが大事!!

●高齢者こそ早めに始めたいリハビリ

ＰＣＩ治療は近年めざましい進歩を遂げて、相当高齢の患者さんも受けられるようになりました。

しかし、高齢であるほど動かない状態が続くと、筋肉をはじめ全身の機能が急速に低下します。寝たきりになるなどの心配も出てくるので、医師の診察を受けながら早めにリハビリテーションを始めましょう。1週間、開始が遅れるとその後の改善には1カ月も余分にかかります。

■PCI（バルーン療法）後の運動療法の効果■

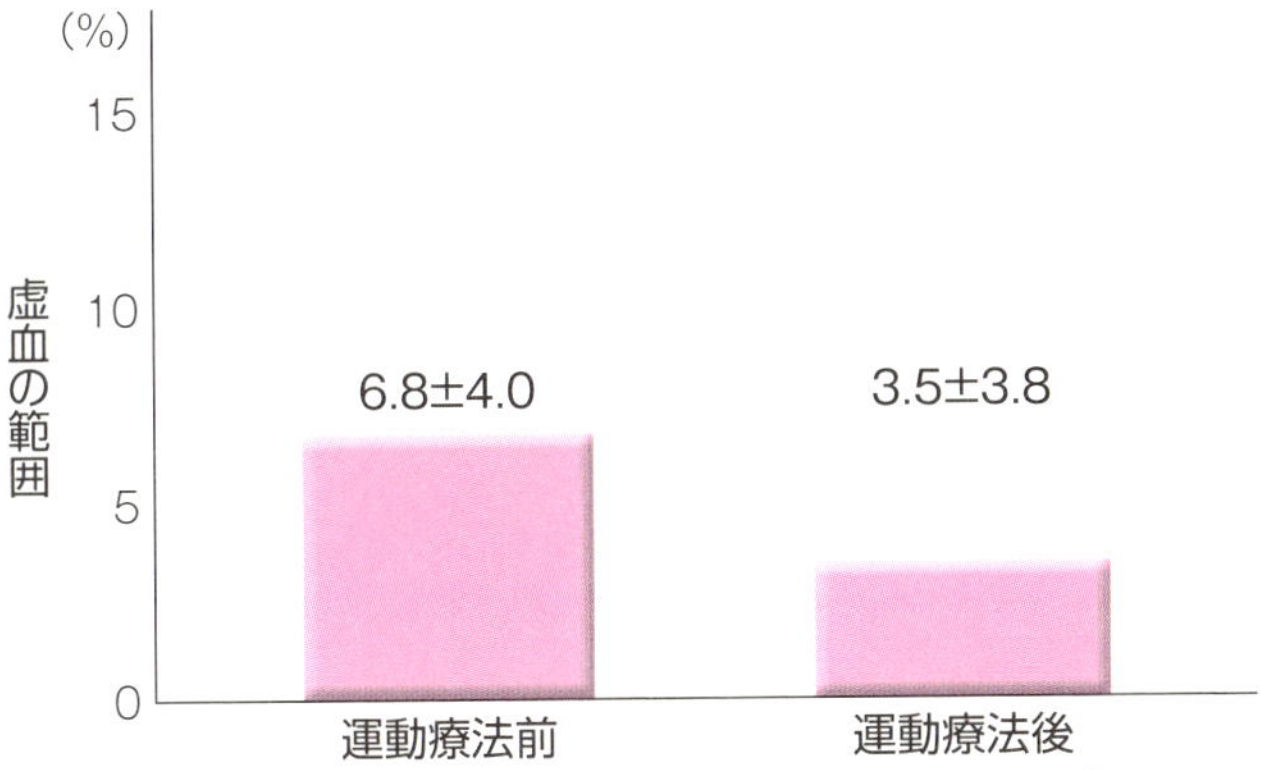

運動療法を取り入れると、虚血の範囲が小さくなったことがわかる。血流がよくなったことを示している

(Kubo H et al, Jpn Circ J 1992)

■PCI後のリハビリテーション■

PCIによる治療後リハビリテーションは心臓リハビリテーション指導士（68ページ参照）、医師、看護師、健康運動指導士などの指導で行われる

まず、心肺運動負荷試験

歩行、自転車漕ぎ、エアロビクス体操などを1日30分～90分行う

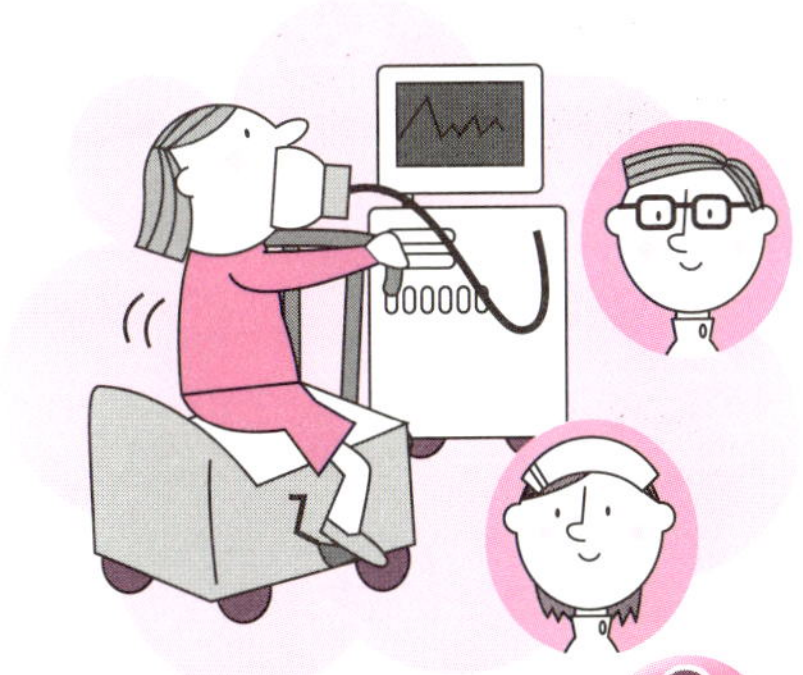

ポイント

①自分の判断で始めるのは危険

心臓病の人は自分の判断だけで運動を始めるのは危険。必ず、専門の医師などが心電図や血圧を確認しながら指示される運動を進めること

②1～2週間は運動を控える

治療後1～2週間は運動を避ける。合併症がなければ早期から専門医の運動処方に従ってスタートする

③少し汗ばむ程度の運動

負荷がかかりすぎる運動は心臓に悪い影響が出るので、再発を防ぐには少し汗ばむくらいの運動で十分

心臓手術後のリハビリテーション

手術後、早く始める心臓リハビリテーションの利点

心臓手術は心臓の悪い部分を治しますが、これだけでは心臓病の症状は改善されないことが多いのです。心臓病では心臓が悪くなるにともなって、手足の筋肉、血管、自律神経系すべてが悪くなるからです。術後、早い時期から心臓リハビリテーションを行うと、これらも早く回復します。

術後、早い時期からの運動療法が大切

たとえば、冠動脈バイパス手術は、入院期間が2~3週間ですむようになりましたが、術後の回復を待ってから運動療法にとりかかるのでは、全身の回復が遅くなります。

このため体調を見ながらできるだけ早期に運動療法が始められます。集中治療室で看護師や理学療法士による機能訓練が行われ、翌日には立ったり足踏みしたり、歩いてトイレに行くなどのリハビリ。100~200メートルくらい歩けるようになると心肺運動負荷試験などを受け、能力に合った運動療法が開始されます。当面はエルゴメータなどを使った有酸素運動が中心になります。

ここが大事!!

●心臓リハビリテーションで医療費が倹約できる

手術後の心臓リハビリテーションの利点は、動脈硬化などを予防することで再入院率を減らせることです。

しかし、利点はそれだけではありません。心臓病の再発、再入院によって発生する、手術費を含む医療費や入院費などの負担を軽減できるのも大きなメリットです。さらに抗不安薬の使用頻度も減らせることが多いので、医療費全体を倹約できます。

手術後の運動療法の効果

①最大運動能力

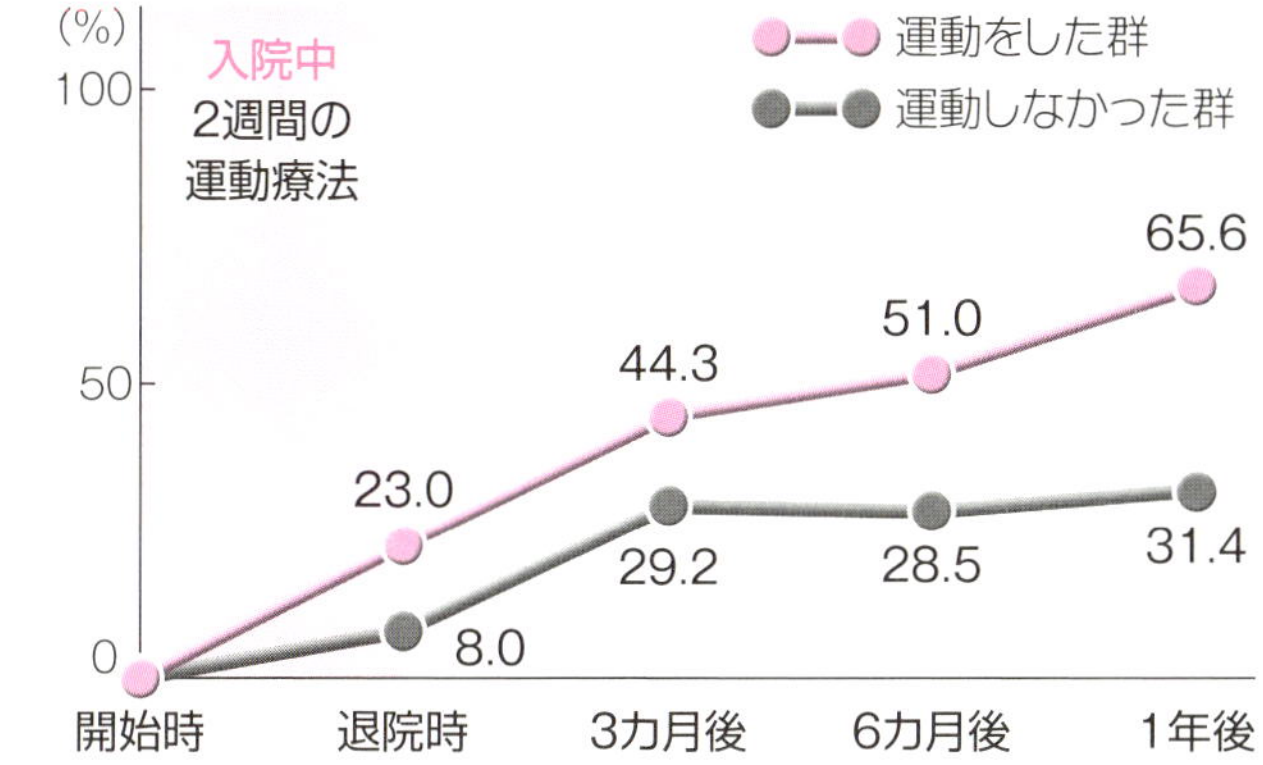

ごく早期から運動療法を取り入れた場合、運動療法を行わなかった人に比べて運動能力の指標となる「最高酸素摂取量」が大幅によくなっている

②運動中の心拍出量

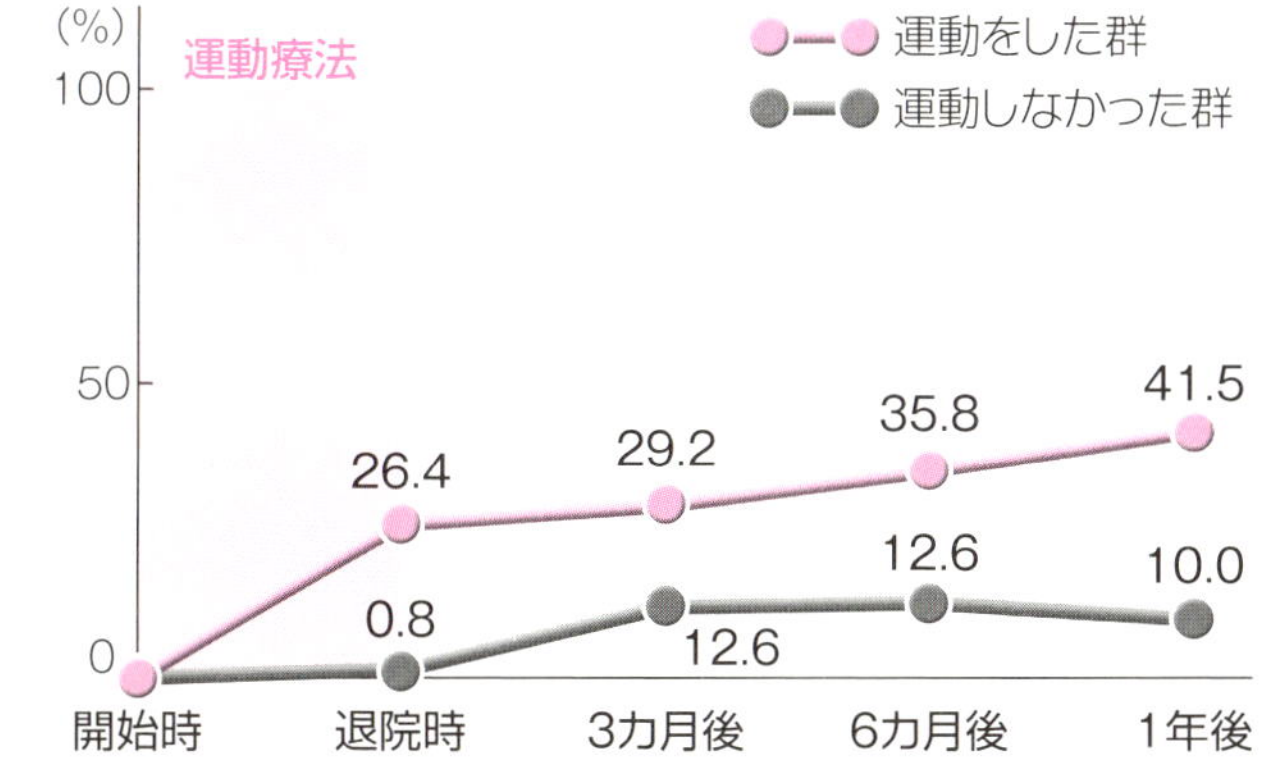

運動療法を行うと、同じ動きをしても心臓への負担が少なくなる。心臓のポンプ機能の回復が早まり、心拍出量の改善がめざましくなっている

③副交感神経活性

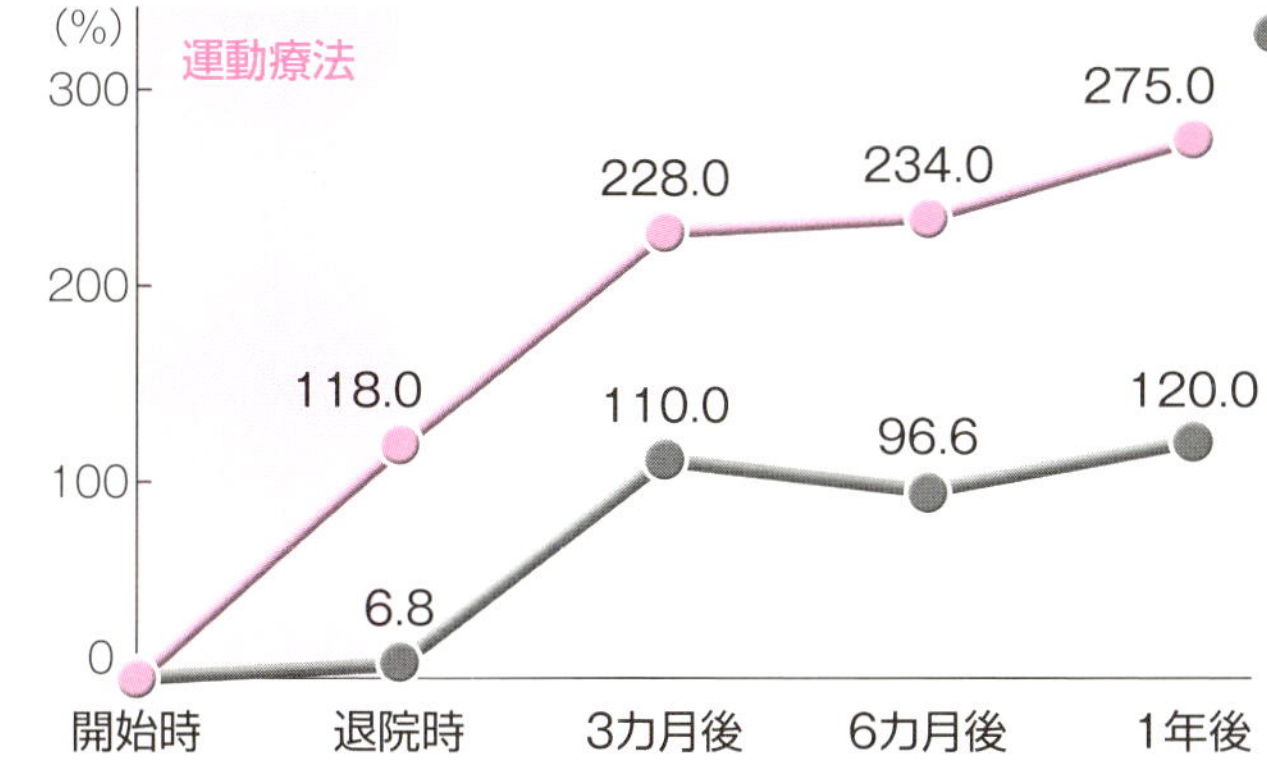

術後の運動療法によって自律神経の機能回復が早まり、副交感神経の活性がよくなる。そのことで心臓突然死などの危険も減る

Takeyama. J et al. Jpn J 2000;64:809-813　より改変

病気別のリハビリテーション

大血管疾患のリハビリテーション

大動脈解離と解離性大動脈瘤とは？

心臓リハビリテーションが保険適用になる6つの疾患の1つである「大血管疾患」は、**大動脈解離《かいり》**、**胸部大動脈瘤《りゅう》**、**腹部大動脈瘤**などの疾患のことで、薬物治療で安定したあと、または手術後のリハビリテーションが保険適用になります。大動脈解離は、3層構造になった大動脈の壁の中膜の層で大動脈が走る方向に沿って2層にはがれた状態です。はがれる原因となった部位には裂け目ができていて、血液が本来通っていた道（**真腔《しんくう》**）とは別に新たな通り道（**偽腔《ぎくう》**）ができ大動脈は2腔に分かれます。偽腔に血液が流れ込み外側の薄い膜が瘤《こぶ》になった状態を「**解離性大動脈瘤**」と呼びます。胸部大動脈瘤、腹部大動脈瘤などは血管がこぶ状にふくれた状態です。

再発は生活習慣を見直し動脈硬化症を予防する

大血管疾患の原因の多くは動脈硬化によるものです。ですから病気にならない、あるいは再発しないための予防は生活習慣を見直し、肥満をはじめ高血圧や糖尿病、脂質異常症の改善が重要です。

ここが大事!!

●男性に多い「大血管疾患」

大動脈解離・解離性大動脈瘤は男性が女性の約2～3倍多く見られます。このほかの特徴はほとんど中高年齢層が占めていることです。50歳までの女性はほとんど見られず、男性も増えるのは50歳代からで60代、70代と急増します。70代は男女とも発症が多く、男性は60代・80代の約2倍ですから、70代の男性が最も危険といえます。発症したら一刻を争う事態になるので早急に診断を受けることが大切です。

■大動脈解離の発生■

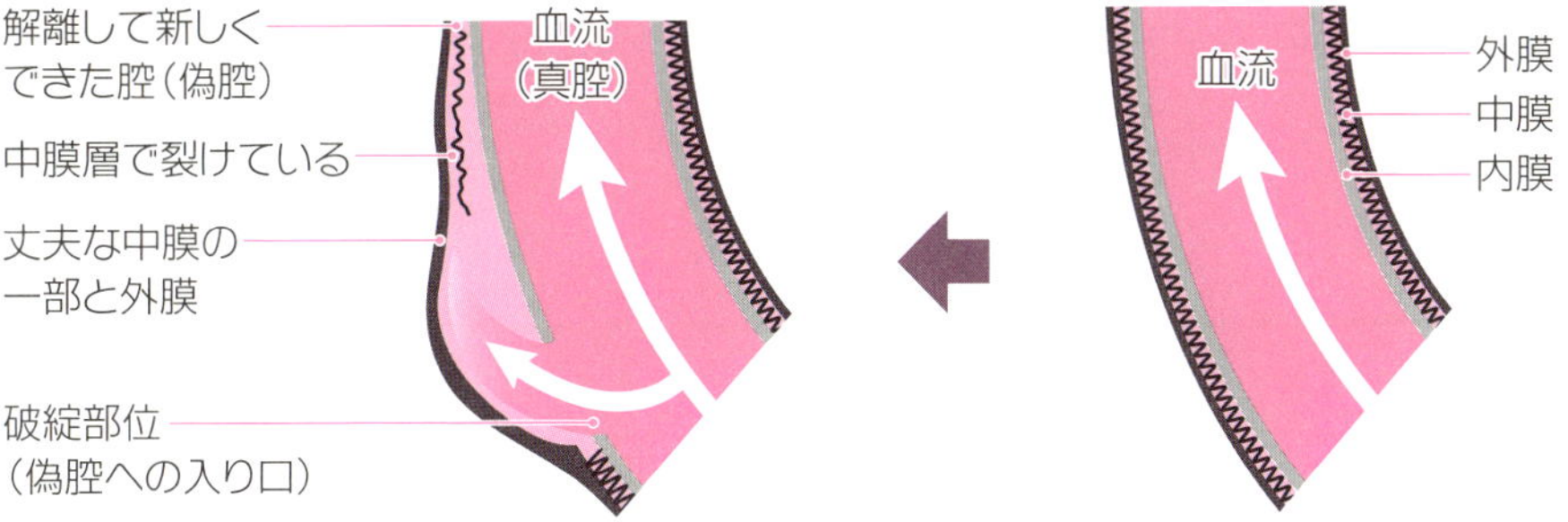

■大血管疾患の原因と予防■

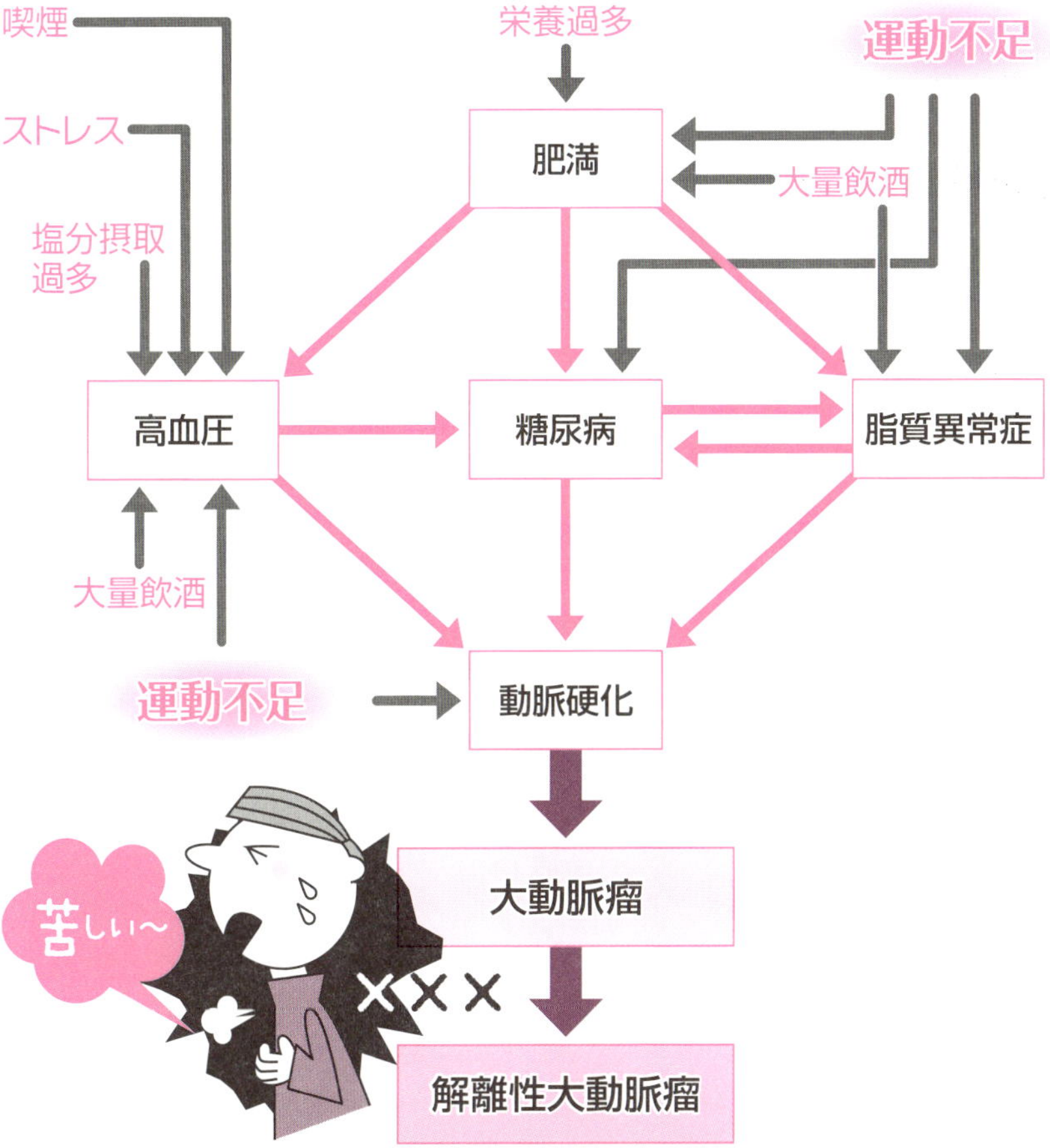

※ジャパンハートクラブ編「大動脈解離・解離性大動脈瘤と日常生活管理」パンフレットより

下肢閉塞性動脈硬化症のリハビリテーション

下肢閉塞性動脈硬化症の進行度合い

下肢《か し》閉塞《へいそく》性《せい》動脈《どうみゃく》硬化《こう か》症《しょう》は「足が冷たく感じる」段階から、足に壊死《え し》が生じるまで4段階で表されます

1度＝冷感・しびれ（急激な運動や連続歩行後にしびれや冷感を感じる）

2度＝間歇性跛行《かんけつせいはこう》（一定の距離を歩行したあと、特定の筋肉に痛みや硬直を起こし歩行困難になるが、休むと歩けるようになる）

3度＝安静時疼痛《とうつう》（安静時にも血液の供給が不足し疼痛が起こる）

4度＝潰瘍《かいよう》や壊死《え し》（小さな傷や圧迫を受けやすい場所の皮膚に生じる）

下肢閉塞性動脈硬化症の予防で大切なこと

閉塞性動脈硬化症の要因は、動脈硬化疾患と同じです。そのため、「喫煙」「運動不足」「糖尿病」「高血圧」「脂質異常症」「肥満」といった生活習慣病の予防が、そのまま閉塞性動脈硬化症の予防になります。そうした予防と同時に重要なのは、間歇性跛行などの症状を感じたら、早めに受診することです。すぐに適切な治療を受けないと、潰瘍や壊死があらわれ、足を切断しなくてはいけないことも起こります。

ここが大事!!

●日常生活で気をつけたいこと

下肢閉塞性動脈硬化症では、日常生活のちょっとした注意も大切です。血液やリンパ液の流れを妨げないことが大事なので、①禁煙をする、②手足の保温、③長時間の正座やしゃがんだ姿勢を避ける、④深爪などの外傷を裂け足の皮膚を清潔に保つ、⑤コレステロールや脂肪分の多い食事は控え、肥満にならないように標準体重を維持する、といったことに注意しましょう。

下肢閉塞性動脈硬化症とは?

動脈の弾力性が失われ硬くなり

①血管壁に酸化コレステロールなどが沈着して血液の通り道が狭くなる（狭窄《きょうさく》）

②詰まる（閉塞《へいそく》）

③動脈壁が部分的に「瘤《こぶ》」のように膨らむ（動脈瘤《どうみゃくりゅう》）

④動脈全体が広がる（拡張症）

⑤血管の内膜に亀裂が入り中膜が裂ける（解離《かいり》）

⑥血管が破裂する（出血）

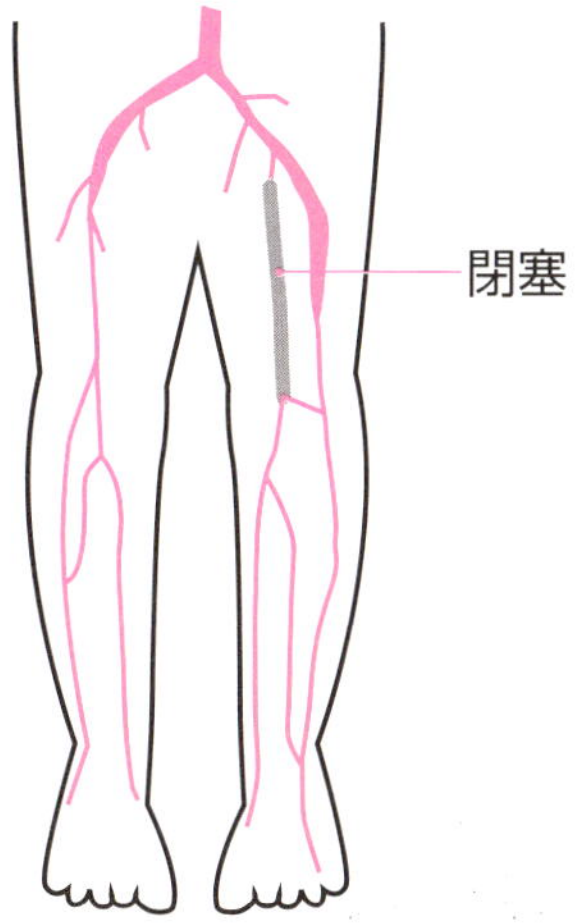

間歇性跛行のリスク

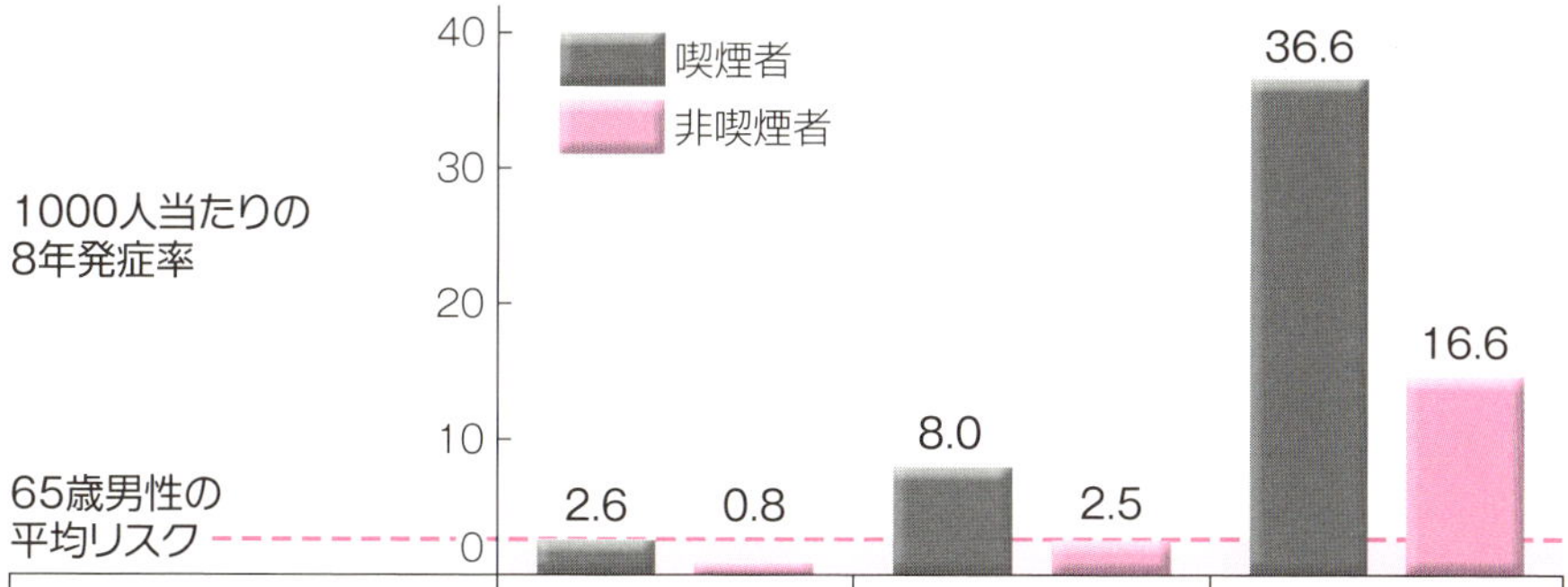

収縮期血圧	105	150	195
血清コレステロール	185	260	335
耐糖能異常（糖尿病）	−	−	＋

Framinghamの試験から得た26年間のデータに基づいて65歳の男性患者における間歇性跛行発症の推定確立と血圧、コレステロール濃度、耐糖能異常の有無との関係を示した図

※ジャパンハートクラブ編「下肢閉塞性動脈硬化症のリハビリテーション」パンフレットより

慢性心不全のリハビリテーション

安静にするのが治療ではない

慢性心不全とは心機能が長期にわたり低下したことが原因で、全身の機能が低下した状態です。こうした状態のとき、以前は絶対安静とされていましたが、心臓を休めることはさらに全身の機能低下を招くおそれがあることから、かえって心臓によくないことがわかってきました。適度な運動をすることで血管が広がりやすくなったり、自律神経系が落ち着いてくると、心臓のポンプ機能が改善されます。血流がよくなり、心肺機能も改善され持久力もついてきます。その結果、息切れ感が減り、疲れやすさも改善されます。

症状が安定してきたら運動療法を始める

心不全の症状が安定してきたら、むくみがとれて息苦しさが治まります。点滴が不要になったら運動療法に取り組みます。運動療法は心肺運動負荷試験をして運動処方を作り、処方に従って行われます。通常はストレッチングで少しずつ体を温めたあと有酸素運動を行うのが効果的です。同時に処方に基づいた適切なレジスタンストレーニング（82ページ参照）を行います。

ここが大事!!

●運動は無理をせず続けること

適度な運動は心不全によい影響をもたらしますが、過度な運動は心不全を悪化させます。必ず専門医の心肺運動負荷試験を受け「運動処方箋」を出してもらいます。疲労が残らないよう、1日の運動量を多くするより、毎日続けていけるペースを守ることを心がけましょう。仲間と行うとき、会話が途切れるほどの運動は過剰です。続けることは大事でも、体調によっては休む勇気も大切です。

■慢性心不全の日常生活の注意点■

①塩分は控えめにする

1日当たりの塩分のめやすは6g、重症の人は3g

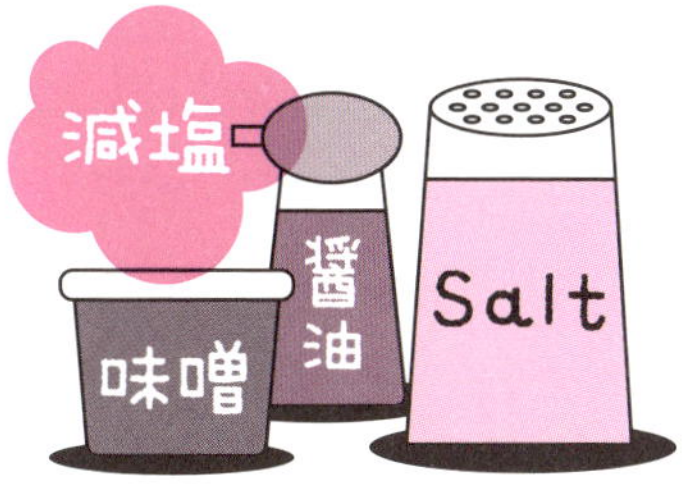
減塩
醤油
Salt
味噌

②タバコはやめる

百害あって一利なしのタバコはすぐにやめる

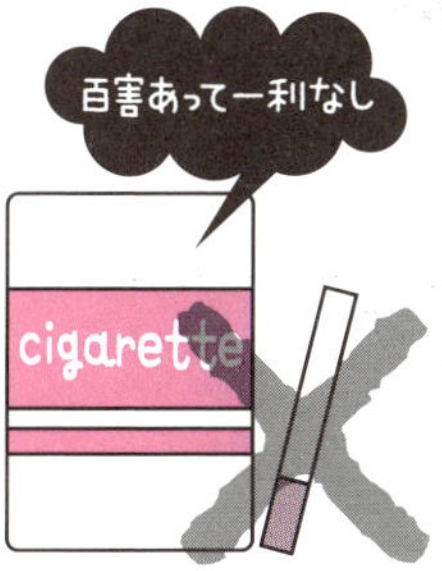
百害あって一利なし
cigarette

③アルコールは控えめに

1日当たり日本酒なら1合、ビールなら中ビン1本程度に

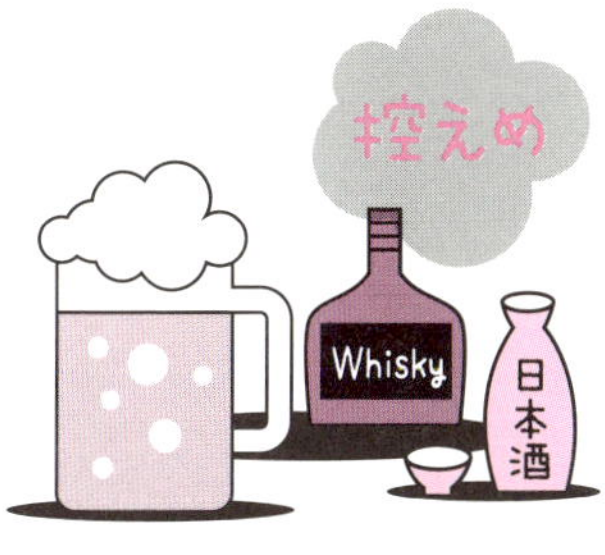
控えめ
Whisky
日本酒

④過度な運動は避ける

過度な運動は心不全を悪化させるので注意

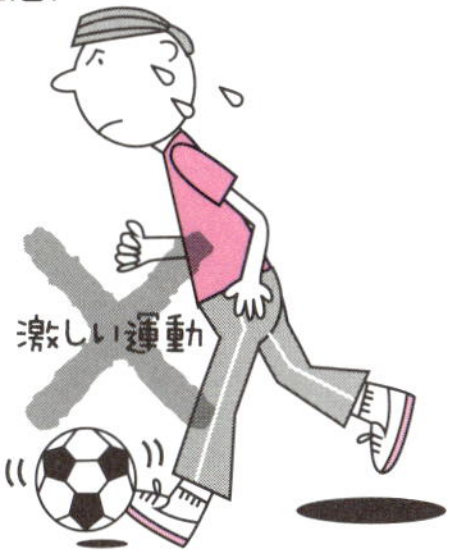
激しい運動

⑤熱い風呂は要注意

熱い風呂、長風呂は避け、高温サウナには入らない

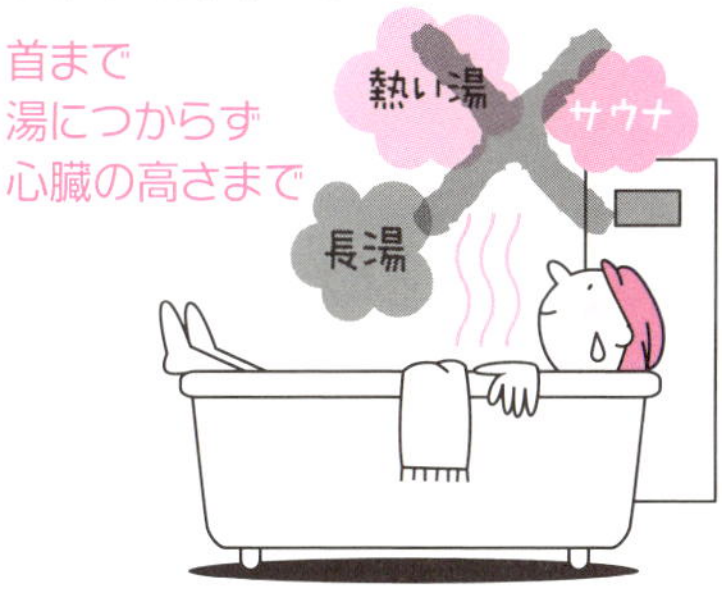
首まで
湯につからず
心臓の高さまで
熱い湯
サウナ
長湯

⑥ストレスをためない生活を

規則正しい生活と十分な睡眠でストレスをためない

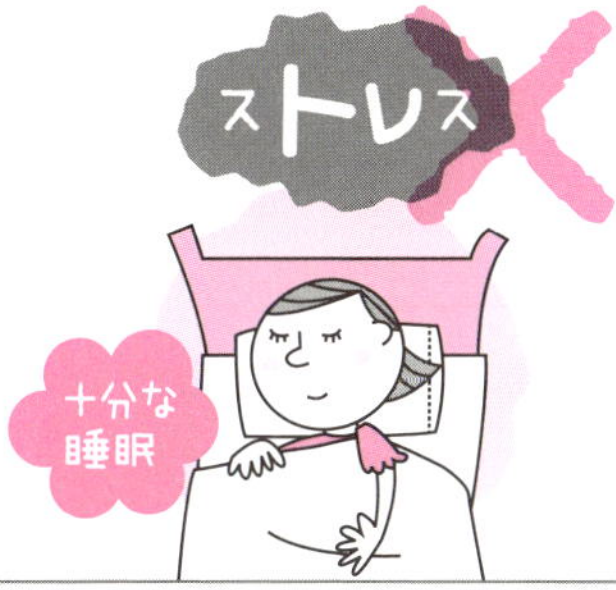
ストレス
十分な
睡眠

C O L U M N

「心臓リハビリテーション指導士」とは?

医師や看護師、理学療法士、健康運動指導士に「心臓リハビリテーション指導士」という資格を取得している人がいます。どんな人が取れるどんな資格なのかを見てみましょう。

●2000年に発足した認定制度

心臓リハビリテーションでは運動療法だけでなく、食事療法や禁煙指導を含めた包括的リハビリが行われます。医療専門職間の連携や共同作業（チーム医療）が必要で、チームが円滑に機能するには、心臓リハビリテーションに関する共通認識と知識や用語の共有化、定期的なカンファレンスやミーティングなども行う必要があります。このようなニーズから日本心臓リハビリテーション学会によって2000年に誕生したのが、「心臓リハビリテーション指導士」認定制度です。

●資格の取得方法は?

受験できる人は次のような資格が必要です。

①本委員会主催の講習会を当該年度に受講していること

②医師、看護師、理学療法士、臨床検査技師、管理栄養士、管理薬剤師、臨床工学技師、臨床心理士、作業療法士、あるいは健康運動指導士のいずれかの資格を有していること

③申請時に本学会会員であること（通算して2年以上の会員歴があること）

④心臓リハビリ指導の実地経験が1年以上あること、または心臓リハビリ研修制度により受験資格認定証の交付を受けていること。

●資格については興味のある人は日本心臓リハビリテーション学会のホームページを参照ください。 http://square.umin.ac.jp/jacrreha/

第2章

運動療法によるリハビリテーション

運動療法の効果

再発を予防し生活の質を高める

運動療法は、病院での治療や医師の管理下でのリハビリテーションを終え、「維持期」に入ったあとも続ける必要があります。社会復帰ができるほど体調が回復していても、虚血性心疾患が再発する可能性は残っています。再発のリスクを減らし、生活の質を高めるためには、適切な運動を続けることが大切です。運動によって心機能や運動能力が高まるのはもちろん、虚血性心疾患の主な危険因子（38ページ参照）である肥満、脂質異常症、高血圧、高血糖も改善されるため、高い再発予防効果を期待することができるのです。

病後の「うつ」などの改善にも役立つ

運動療法は、精神面にもよい影響を及ぼします。心臓病を経験すると、発作時の痛みや恐怖感の記憶や再発の不安などから、「うつ」または近い状態になる人が少なくありません。そして、精神状態がよくないと、心臓病の再発率も高まってしまうのです。体を動かすことは、ストレス発散につながります。心の健康を守るためにも、適切な運動を生活にとり入れましょう。

ここが大事!!

●運動療法は生涯続ける

維持期の運動療法には「いつまで」と期限が設けられていません。長く続けるほど効果も高いので、生涯にわたって続けるのが理想です。最近では、維持期のリハビリテーションを行う人や「心臓病予備群」の人のために、心臓リハビリテーション指導士の指導を受けられるスポーツクラブ（メディックスクラブ＝94ページ参照）なども誕生しています。自分1人で運動を続けるのが難しい人は、こうした施設を利用するのもよい方法です。

■維持期の運動療法の主な効果とポイント■

生活の質が高まる

運動を続けることによって体の機能や体力が高まるため、心臓病になる前と同等か、より健康的な生活を送ることも可能になる

再発を防ぐ

肥満、脂質異常症、高血圧、高血糖などを改善し、虚血性心疾患の主な危険因子となる動脈硬化の進行を抑える

生命予後を改善する（長生きできる）

運動療法は、長期間つづけるほど予後に対する効果も高い。自分に合った運動を生活習慣のひとつとしてとり入れ、続けていくのが理想

精神的なストレスを軽減する

病後、およそ3人に1人は「うつ」またはそれに近い状態になる。運動することでストレスを発散し、精神状態を改善する

「うつ」の症状が出ると、再発や死亡率が約1.4倍になるとの報告も！

リハビリの継続期間と死亡率の減少

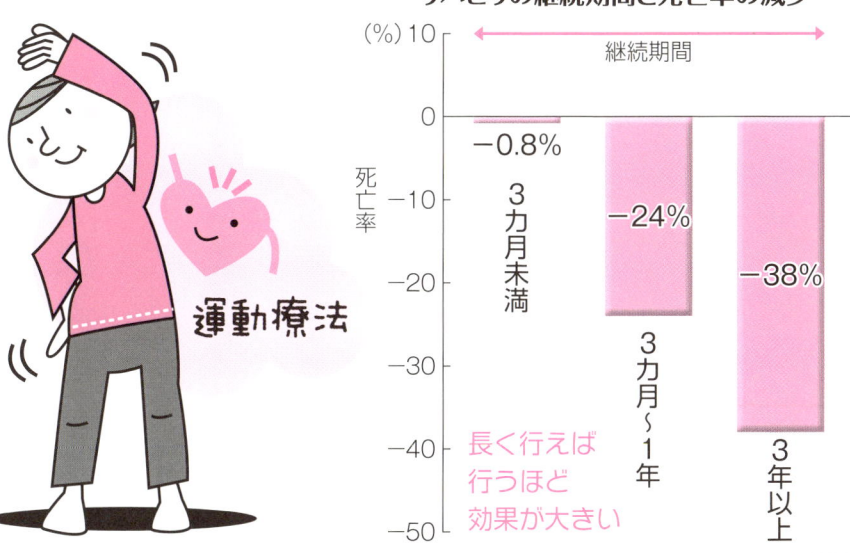

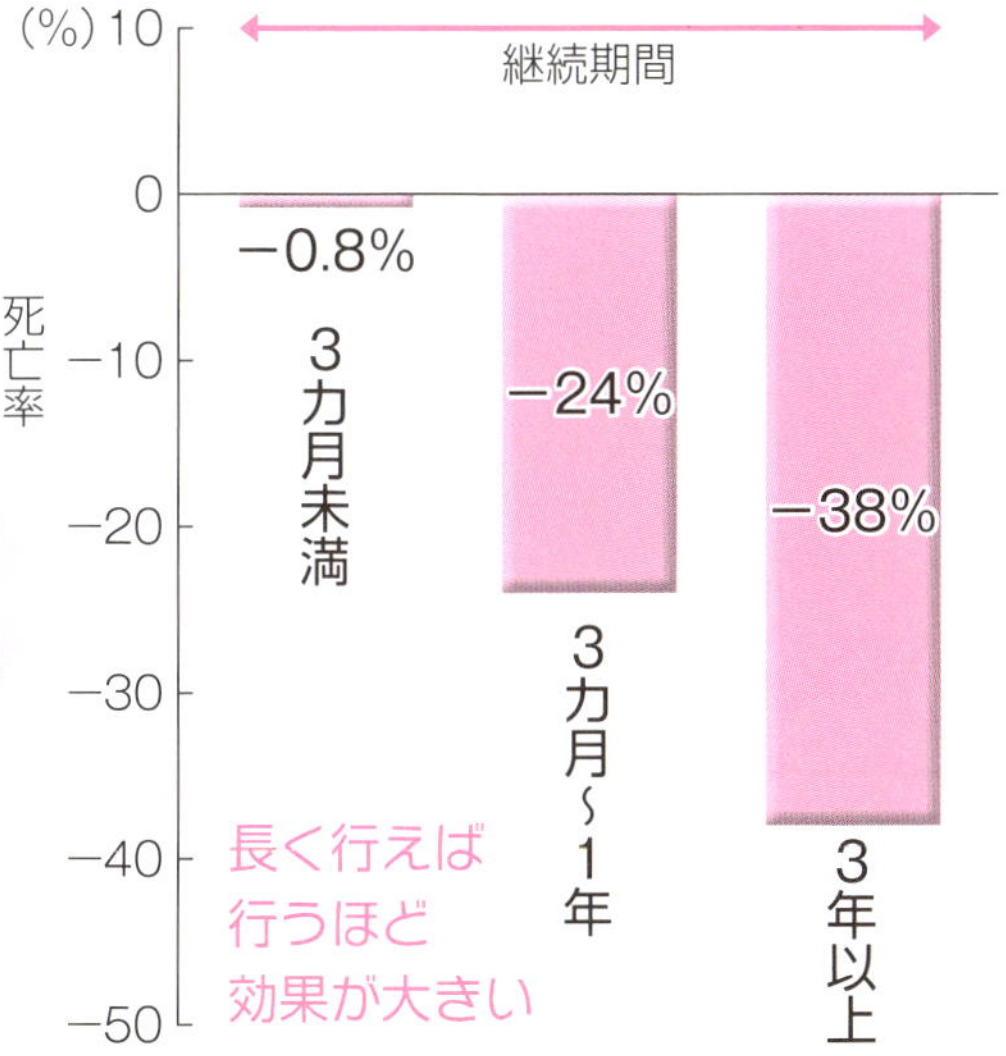

Oldridge et al. JAMA1988

運動療法を安全に行うために

運動療法は安全第一で行う

運動療法を長く続けていくためにもっとも大切なのは、体に過剰な負担をかけず、安全に行うことです。必ず守りたいのが、73ページにあげた5つのポイント。体調や環境に合わせて行うのはもちろん、運動するタイミングや衣服・靴の選び方などにも気を配ります。また、脱水を防ぎ、体内に熱がこもって心臓への負担が大きくなるのを避けるため、適切な水分補給も忘れずに。運動療法は、心臓病後の体調維持・改善に役立ちますが、無理をしたり誤った方法で行ったりすると、かえって体に負担をかけることになるので気をつけましょう。

体調の異変を見のがさない

運動中や運動の前後には、体調チェックも欠かさずに行います。運動には軽い息切れや筋肉痛などがつきものですが、無理は禁物。激しい息切れや上半身（胸、腕、首、あご）の不快感、骨や関節の不快感、一日中消えない疲労感などは体の負担が大きすぎるサイン。こうした症状に気づいたらすぐに運動をやめ、医師に相談しましょう。

ここが大事!!

●脈拍チェックを習慣づける

運動を始める前には脈拍を測り、体調に異常がないことを確認します。もっとも簡単な測り方は、左手の親指つけ根から手首のほうへたどれる動脈に、右手の人さし指、中指、薬指を揃えて当てる方法。15秒間測ったものを4倍し、1分間の脈拍数を出します。できれば平常時だけでなく、運動中（直後）の脈拍数も覚えておきましょう。運動中に不快感などを覚えた際、体調をチェックするめやすのひとつになります。

■安全に運動を続けるためのポイント■

①体調がよいときにだけ行う

睡眠不足などで体調がよくないときは、運動をしない。かぜをひいたときは、自覚症状がなくなって2日以上たってから運動を再開する

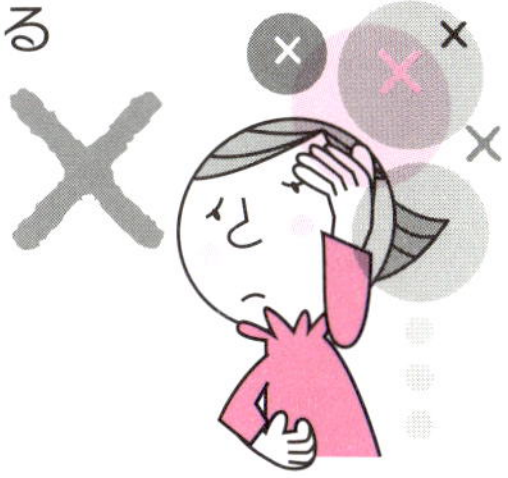

②食事の直後や空腹時を避ける

食後は胃腸に多くの血液が集まるため、運動は食後2時間ほどたってから。早朝の空腹時の運動は逆効果になることがあるので避ける

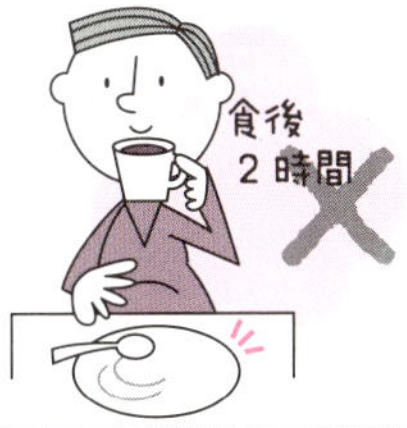

③天候や環境に合わせて行う

運動する際の適温は23～25℃。夏は涼しくなる夕方以降に行い、暑いときはペースを落とす。寒さが厳しいときも、血圧が上がりやすいため、注意が必要

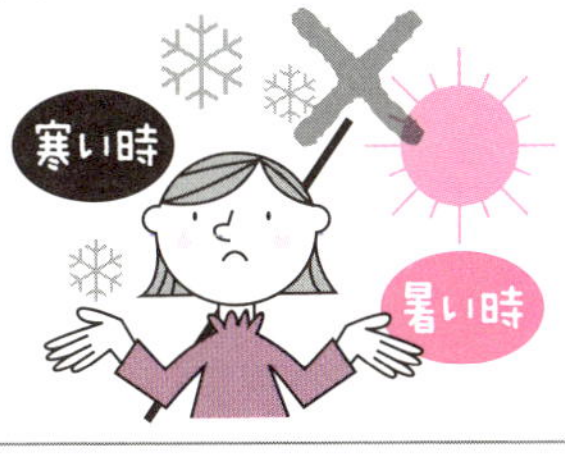

④適切な衣類と靴を着用する

運動する際の衣服は、吸湿性･通気性がよく、動きやすいものを。靴は足に合う運動用のものを選ぶ。直射日光を避けるため、帽子もかぶるとよい

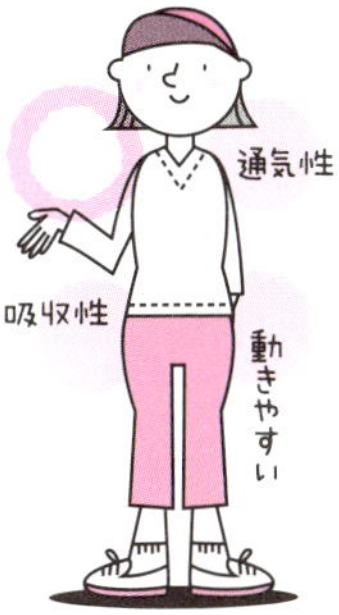

⑤水分補給を忘れない

30分以上運動するときは、運動の前後に、それぞれコップ1杯程度の水を飲む。脱水を防ぎ、体に熱がこもって心臓への負担が大きくなるのを防ぐ

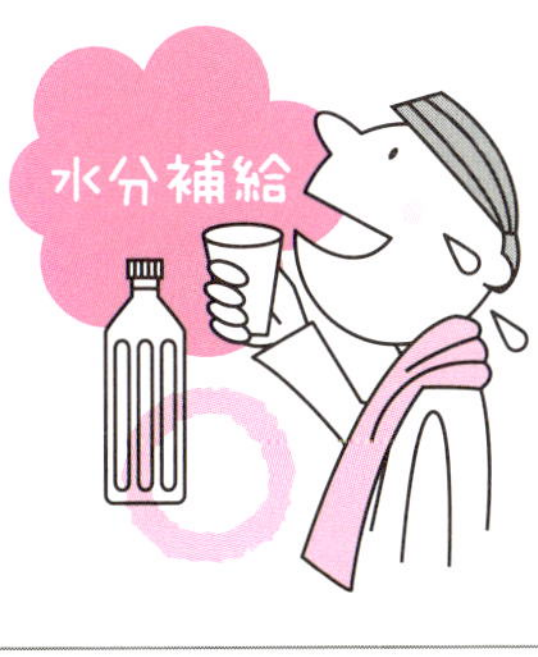

運動療法の基本

運動療法はがんばりすぎない

運動の効果をむやみに求めない

　ある程度の期間、運動療法を続けると、運動能力の回復を実感することができます。ただし体の機能や体力が一定のレベルに達すると、大きな変化が現れにくくなります。このとき、効果が感じられないからと運動の強度を上げたり、運動する時間を急に増やしたりしてはいけません。無理をして自分の限界を超えると、心臓にも大きな負担がかかってしまいます。心臓病の維持期に行う運動は、病気の再発を防ぎ、日常生活を快適に送れるようにするためのもの。目に見える成果を求めてがんばりすぎないことが大事です。

自分の限界を知り適切な運動を行う

　運動療法を効率よく行うためには、自分にとってちょうど良い運動の強さを知っておく必要があります。定期的に心肺運動負荷試験を受け、現状に合った運動の種類や量、とくに強度を把握しておきましょう。また、最初からがんばろうとせず、運動の強度や時間は徐々に増やしていくようにします。運動をする前に、専門医から「運動処方箋」をもらうと安心です。

ここが大事!!

●運動はマイペースで

　運動療法を続けるためには、だれかと一緒に行うのもよい方法です。たがいに誘い合うことで長続きしやすく、運動の楽しみも増します。ただし、負けずぎらいな人は要注意。「負けたくない」という思いが芽生えると、ついがんばりすぎてしまったり、運動することがストレスになったりする可能性があるからです。健康維持のための運動であることを自覚し、他人と競わずにマイペースで行うことを心がけましょう。

運動をがんばりすぎないために

スポーツは医師に相談してから

その人の体調、運動する環境といった条件によっては、運動療法に適さないスポーツもある。自己判断で始めず、事前に医師に相談を

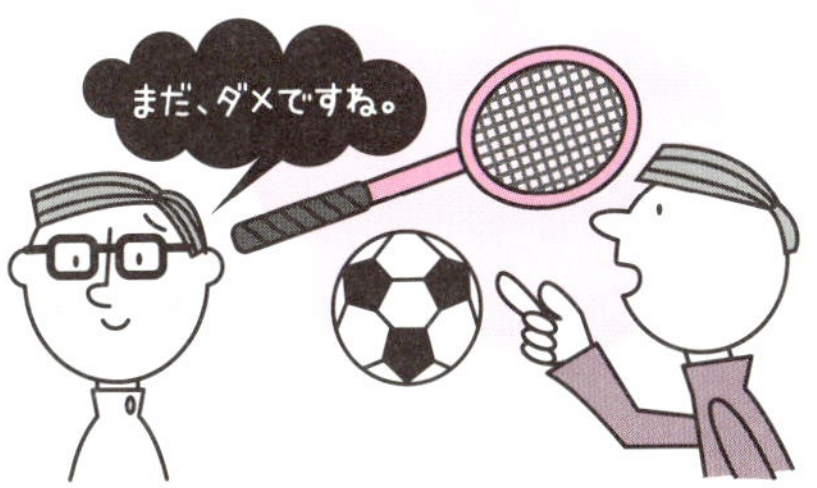

自分に合った運動

能力以上の運動は体に負担をかけるため、逆効果になることも。自分の体調や体力を正しく知り、運動の強度や時間を調節する

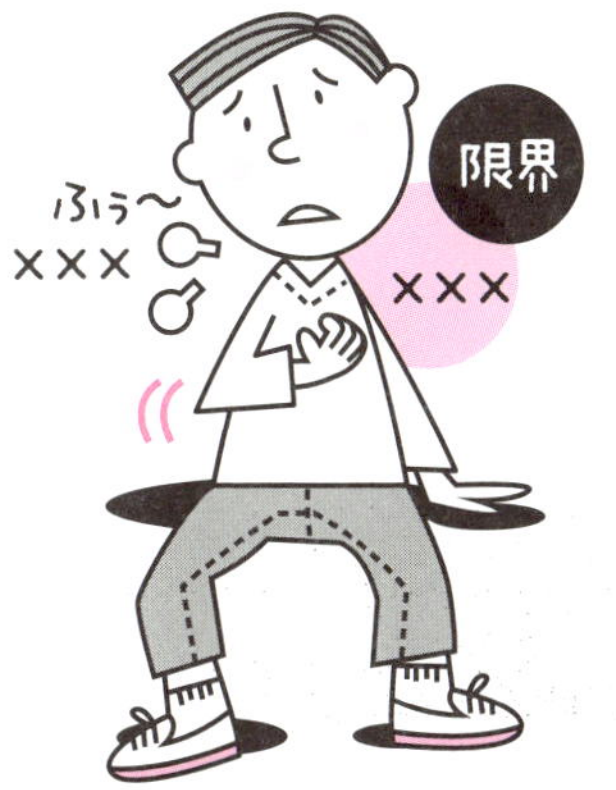

自分のペースを守る

他人と一緒に運動する場合、自分の限界以上にがんばらないように注意する。ほかの人と競わず、自分のペースで続けることが大切

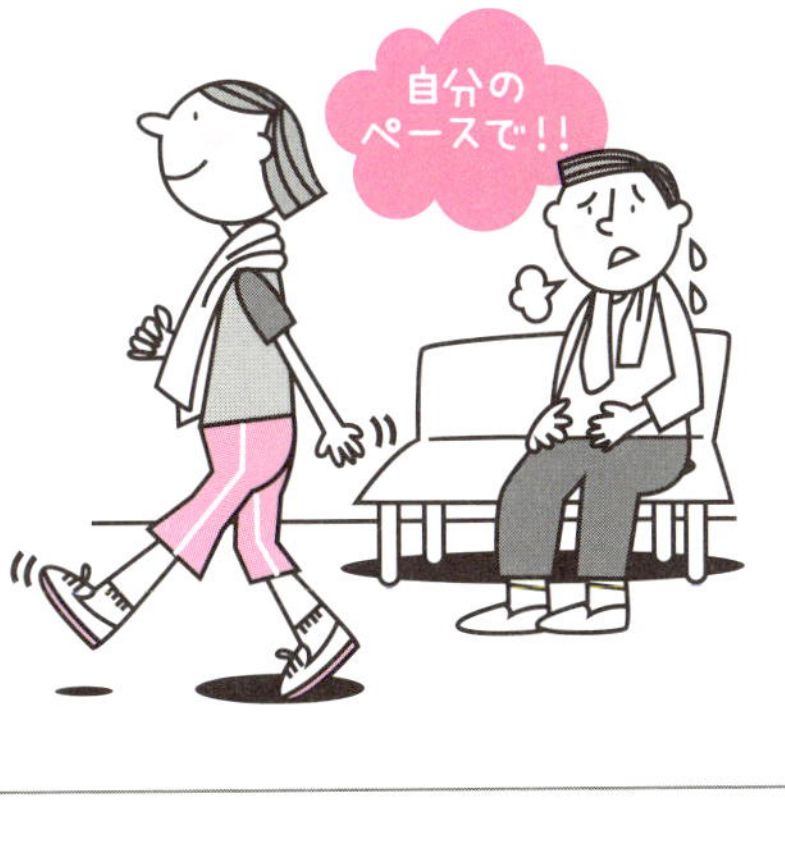

ステップアップは徐々に

最初から限界までがんばろうとするのは危険であり、挫折の原因にも。強度の低いものから始め、少しずつ強度や時間を増やしていく

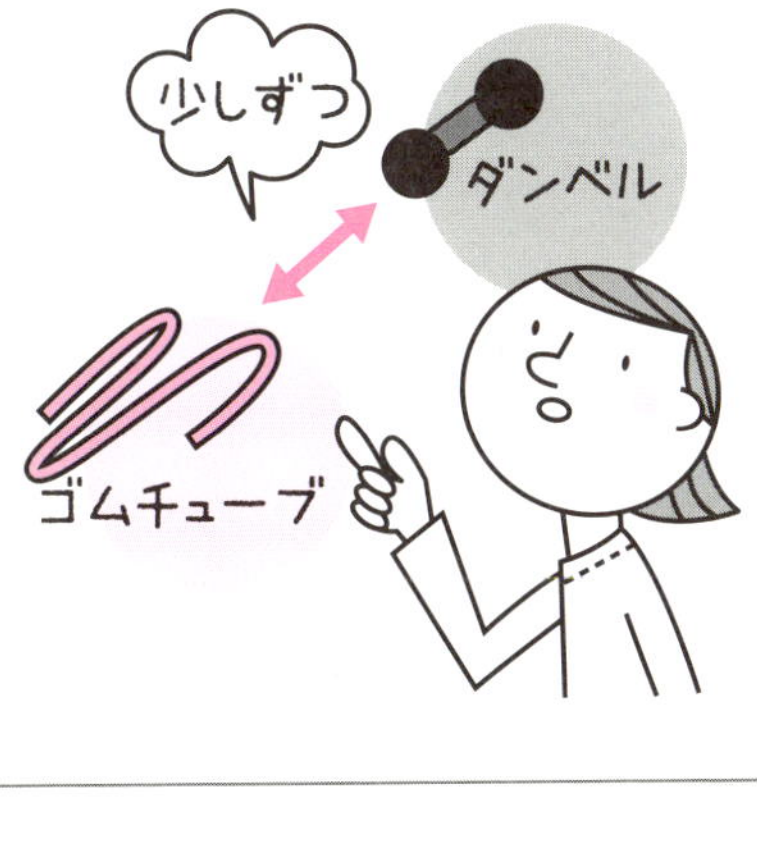

運動療法の実際

どんな運動が適しているか

心臓への負担が小さい有酸素運動

心臓病の維持期の運動療法として有効な運動には、「**有酸素運動**」「**レジスタンストレーニング**」「**ストレッチング**」の3種類があります。有酸素運動とは、体に酸素をとり入れながら行う運動のこと。運動の種目にかかわらず、疲れを感じずに長時間続けられる強度で行うものは、すべて有酸素運動になります。とくに大きな筋肉をリズミカルに動かすウォーキングやサイクリングなどの運動には、全身から心臓へ戻る血液の流れをよくする効果があります。心肺機能を高めて持久力をアップするほか、肥満や高血圧、脂質異常症などの改善にも役立ちます。

自分に適した強度で行うのが基本

レジスタンストレーニングとは、体に負荷をかけ、筋力を高めるために行う運動のこと。自分に適した強度で、自然に呼吸しながら行うことが大切です。ストレッチングは、筋肉を伸ばし、関節の動きをよくするために行う運動。有酸素運動やレジスタンストレーニングの前後に行う準備体操・整理体操としてとり入れましょう。

ここが大事!!

●運動の強度に注意する

「有酸素運動」に対して、体内で酸素を使わずにエネルギーを生み出す運動である無酸素運動は、血圧を激しく上昇させるため、強い運動は心臓病の運動療法に適していません。

有酸素運動の代表的なものに、ウォーキングやサイクリングなどがあります。でも、こうした運動も強度が強すぎると無酸素運動になってしまうので注意が必要。続けて30分行っても息切れしないことが、有酸素運動のめやすです。

■運動療法に適した運動■

【有酸素運動】

体内の糖質や脂肪を酸素によって燃やし、エネルギーに換えながら行う運動のこと。長時間行っても疲れない程度の強度で行う運動は、すべて有酸素運動になる

無酸素運動 ×
酸素を使わず、おもに糖を代謝してできたエネルギーで行う運動のこと

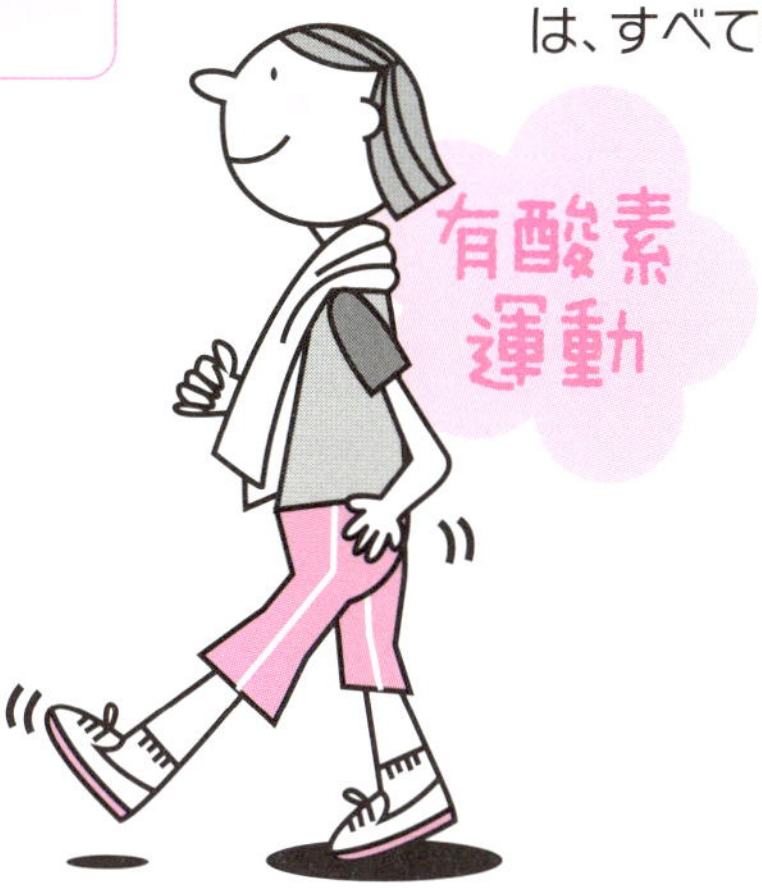

有酸素運動と無酸素運動は、運動の種目ではなく強度で分けられる。ウォーキングでも、速度が速すぎると無酸素運動になってしまう。

【ストレッチング】

筋肉を伸ばし、関節の動きをよくするための運動。準備体操・整理体操におすすめ（90ページ～参照）

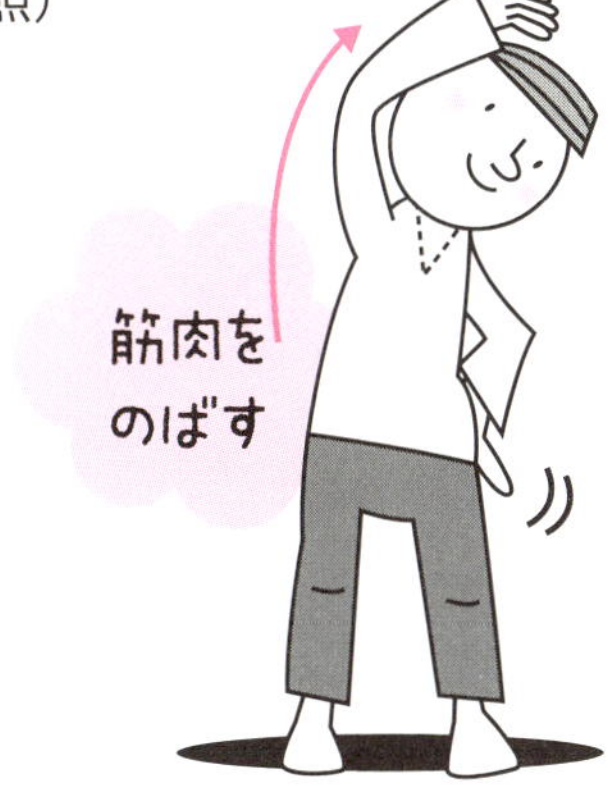

【レジスタンストレーニング】

筋力を高めるための運動。有酸素運動と併せて行う（82ページ～参照）

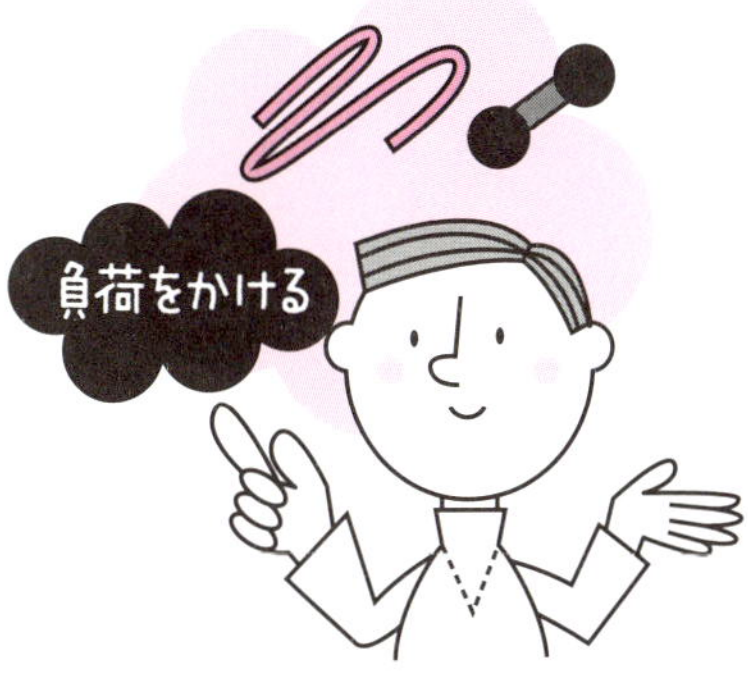

運動療法の実際

有酸素運動のいろいろ

手軽にできるウォーキング

有酸素運動を行う場合、もっともおすすめなのがウォーキングです。場所を選ばず、特別な技術や道具を必要としないため、だれでも気軽にとり組むことができます。ただし、運動として行う場合は、姿勢や歩幅、歩き方などに気を配る必要があります（80ページ参照）。自分に合った運動の強度や歩き方のコツがわかるまでは、床面の角度や歩く速度を自由に設定できる「トレッドミル」などのマシンを使って練習してみてもよいでしょう。

自転車こぎやエアロビクスも

ひざや腰に痛みがあると、十分な量のウォーキングを行えないことがあります。そういった場合、スポーツ施設で「エルゴメータ（エアロバイク）」などのマシンを使ったトレーニングをすすめられることもあります。ウォーキングに比べてひざや腰への負担が少なく、ペダルの重さを変えることで運動の強度を調節できます。このほか、エアロビクスダンスやラジオ体操といった全身運動も、有酸素運動の範囲で行えば運動療法に適しています。

ここが大事!!

●水泳を行うときの注意

ゆっくりと泳ぐことも有酸素運動の一種ですが、心臓病の人の場合、注意したいことがあります。プールに入ったとき、水面が心臓より高くなると、心臓の負担が増します。また、水温が低いと、不整脈が起こったり、血圧が上がったりすることもあるのです。泳ぎ慣れていない人の場合、ウォーキングにくらべて運動強度の調節がしにくいことも問題です。運動療法として水泳を行いたい場合は、事前に医師に相談しましょう。

■おすすめの有酸素運動■

【トレッドミル】

回転するベルトの上を歩く。床面の角度や速度を調節することができる

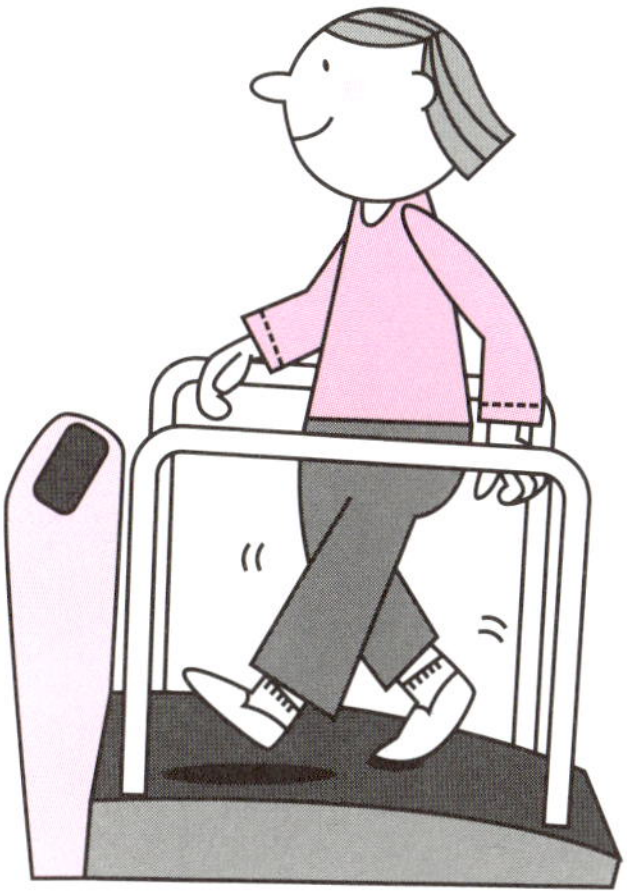

【ウォーキング】

場所を選ばず、気軽に始めることができる

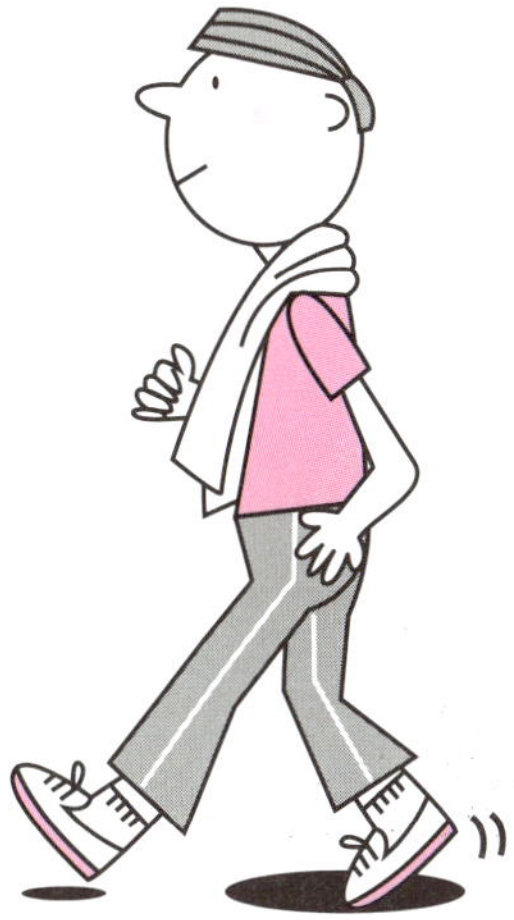

【エアロビクス、ラジオ体操】

音楽に合わせて、全身を動かす

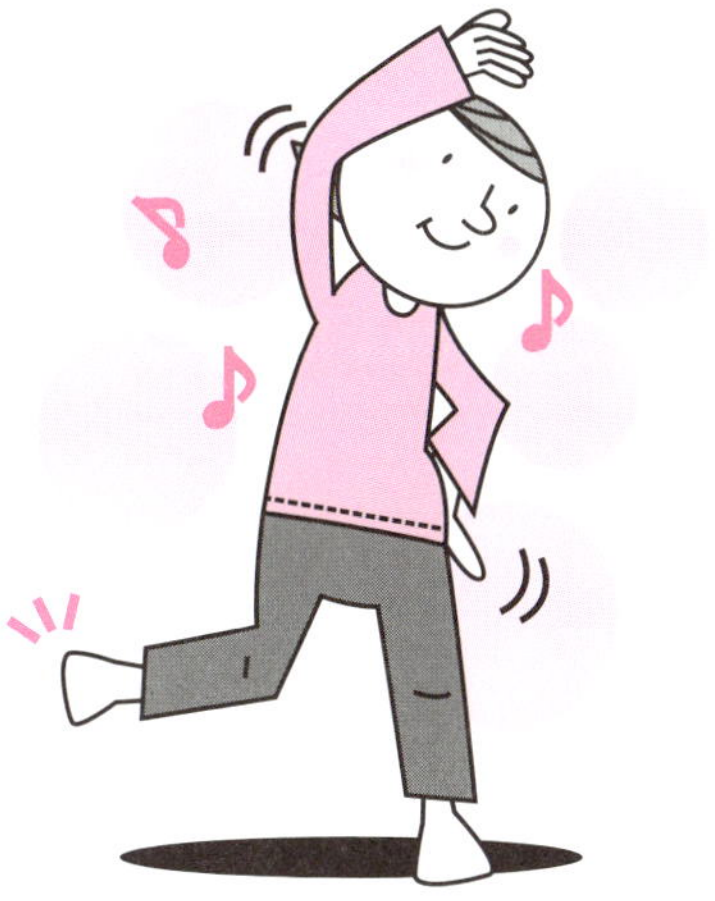

【エルゴメータ(エアロバイク)】

座面に座り、自転車のようにペダルをこぐ。ペダルの重さを調節することができる

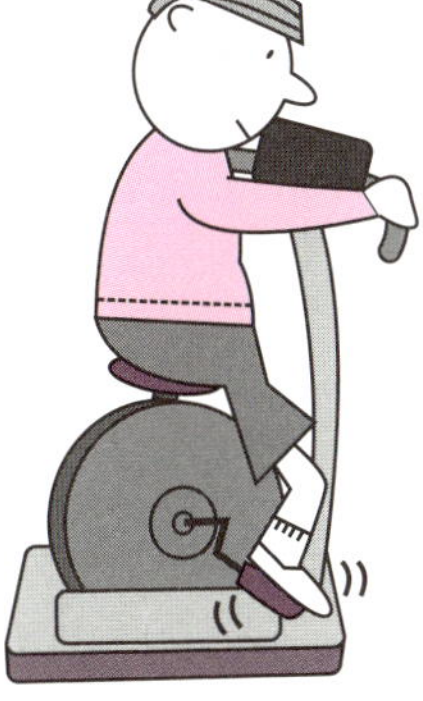

※戸外のサイクリングは平地はラクでも坂などで運動強度が上がるのですすめられない

■運動効果を高めるウォーキングのコツ■

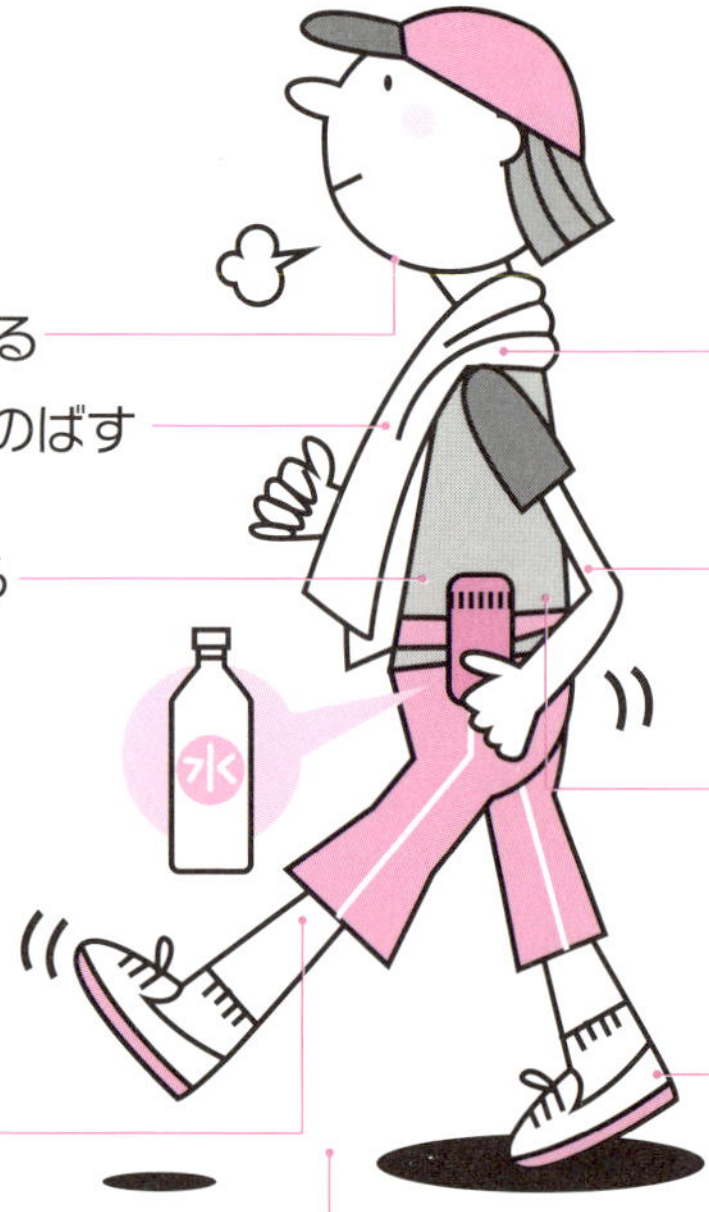
あごを引き、前を見る
胸を張り、背すじをのばす
おなかを引きしめる
水
着地するときは、ひざをのばす
通常より広めの歩幅で
肩の力を抜く
ひじを曲げ、腕を前後に振る
腰から足を前に振り出すつもりで
後ろ足で地面をしっかりける

ウォーキングを始める前に、コップ１杯程度の水を飲む。ウォーキング中も、のどの乾きを感じる前に水分補給をする

【ウォーキングに適した服装】
・靴は自分の足に合う、はき慣れた運動用のものを選ぶ
・衣服は通気性・吸湿性にすぐれた素材で、動きやすいものがよい
・ウエストポーチなどを利用し、両手はあけておく
・帽子をかぶり、直射日光を避ける
・水とタオルを携帯する

着地と踏み出し方

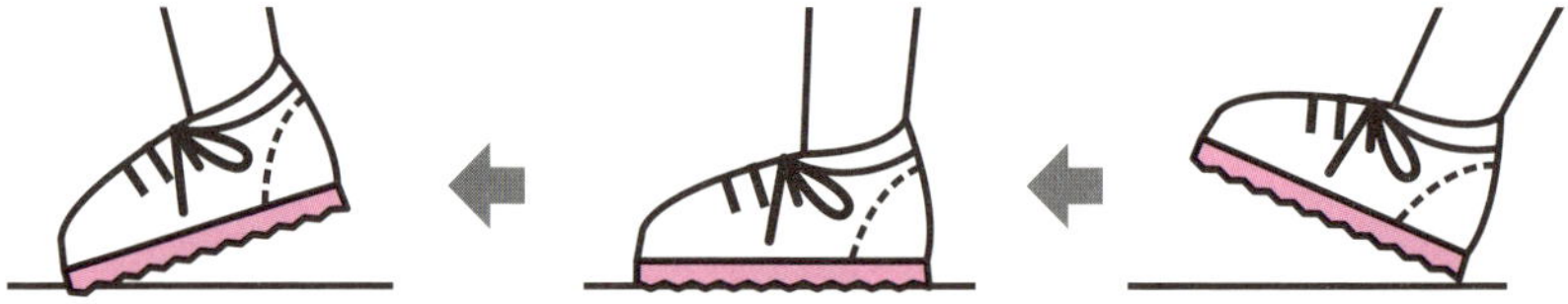
親指のつけ根でける
足全体を地面につける
かかとから着地

■歩く機会を増やす工夫■

週3回程度のウォーキングに加え、日常生活でも歩く機会を増やすことを意識しましょう。

休日は積極的に外出する

外に出れば自然に歩く機会が増えるので、休日も家に閉じこもらず、外出して楽しむようにする

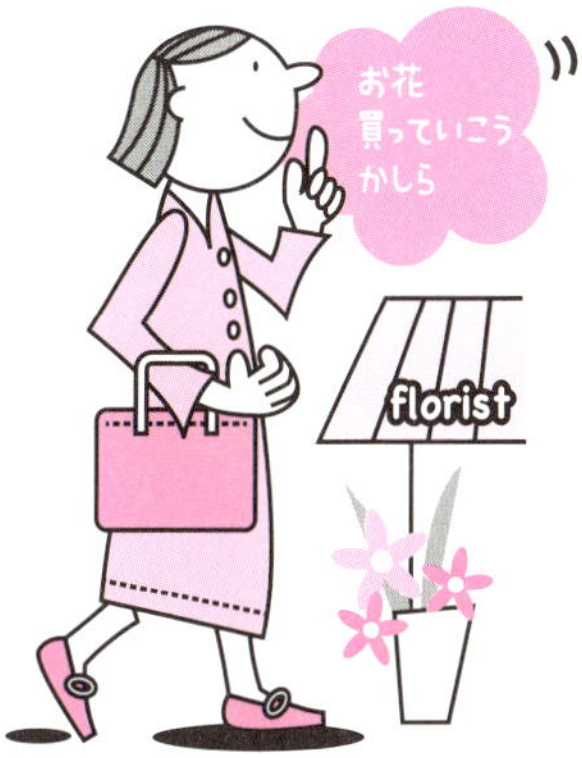
お花
買っていこう
かしら
florist

毎日の買いものは徒歩で

歩ける距離であれば自転車や車を使うのはやめ、徒歩で買いものへ

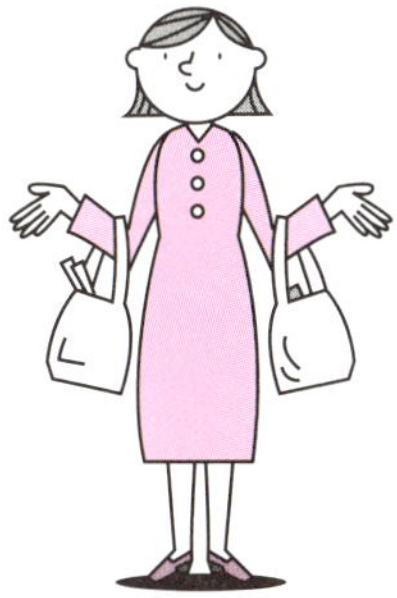

荷物が重くなりすぎないよう、買いだめは避けてこまめに買いものに行く習慣をつける。同じ重さなら両手に持つ

家の中でも積極的に動く

自宅では必要なものをあえて1カ所にまとめておかず、「何かをとりにいく」ための動きを増やす

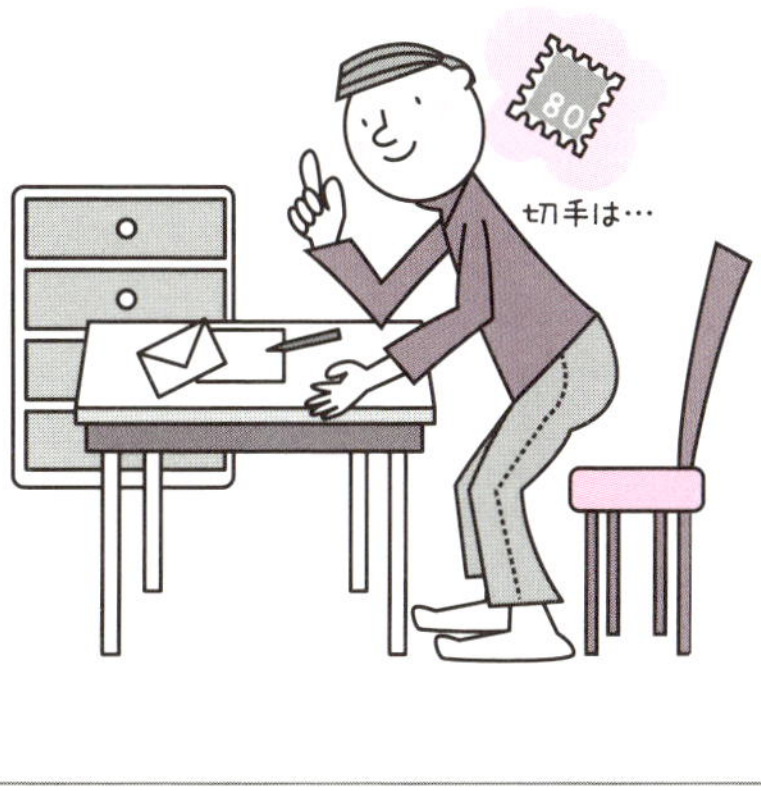
80
切手は…

ひと駅手前で電車を降りる

通勤などの際、いつもよりひと駅手前で電車やバスを降り、目的地まで歩く

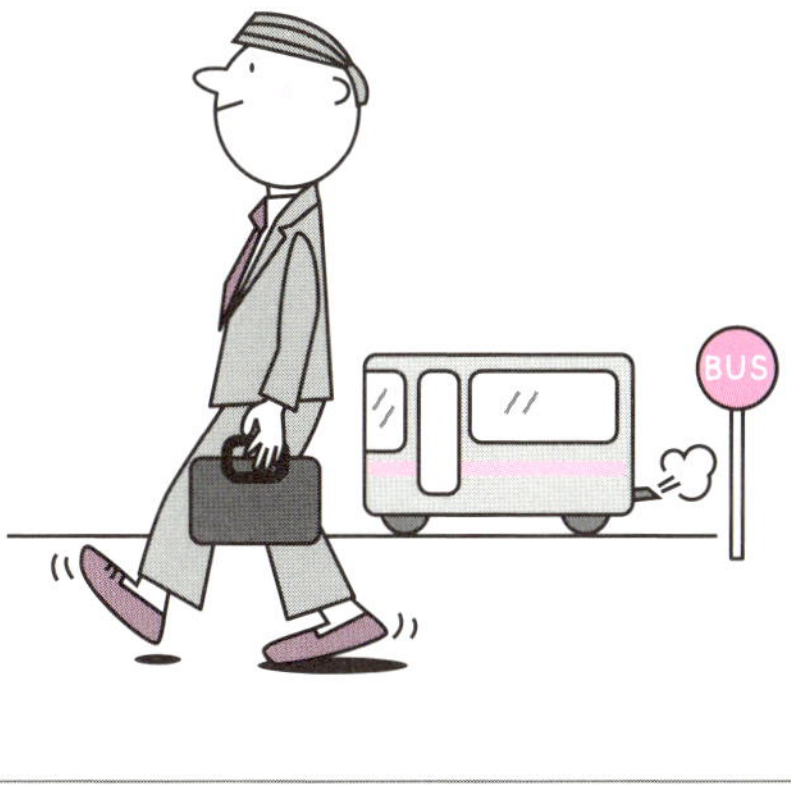
BUS

レジスタンストレーニングの行い方

筋肉に負荷をかけて筋力を高める

レジスタンストレーニングとは、筋力をアップするため、筋肉に負荷や抵抗（レジスタンス）をかけて行う運動のこと。いわゆる「筋肉トレーニング（筋トレ）」のことを指します。心臓病の維持期の運動療法として行う場合、筋力をつけて運動を続けやすくすることに加え、基礎代謝を高めて健康を維持することが目的となります。レジスタンストレーニングにはウェイトマシンを使って行う方法もありますが、特別な機器を使わなくても可能です。自宅で行う場合は、フリーウェイト（ダンベルなど）やゴムチューブ、自分の体重などを負荷として利用するとよいでしょう。

力を入れるときに息を止めない

レジスタンストレーニングのポイントは、自然に呼吸しながら行うこと。息を止めてしまうと心臓に負担がかかるため、体に力を入れるときは意識的に息をはくようにします。トレーニングする部分の筋肉を緊張させ、痛みが出ない範囲いっぱいにゆっくりと動かすと効果が高まります。

ここが大事!!

●専門家の指示に従って行う

レジスタンストレーニングは心臓リハビリテーションに有効な運動療法ですが、誤ったやり方をすると危険です。自分に合った負荷の大きさや安全な行い方などについて、必ず心臓リハビリテーション指導士などの専門家の指導を受けましょう。効率よく行うには、体の動かし方や使う器具の扱い方などにもコツがあります。維持期のリハビリテーションとして自宅で行う場合も、正しい方法をきちんと身につけてから始めましょう。

■レジスタンストレーニングの基本■

体を大きく、ゆっくり動かす

体を動かすときは反動をつけず、ゆっくりと。筋肉を緊張させながら、無理のない範囲（痛みのない範囲）いっぱいに動かす

息を止めずに行う

トレーニング中は、自然に呼吸を。息を止めるのを防ぐため、力を入れる際、意識的に息をはくようにするとよい

小さな負荷から始める

負荷や抵抗は、専門家の指示に従って徐々に大きくしていく。余裕があると感じる場合も無理をしない

きたえている部分を意識する

どの部分の筋肉をきたえているのか意識しながら運動すると、トレーニングの効果がより高くなる

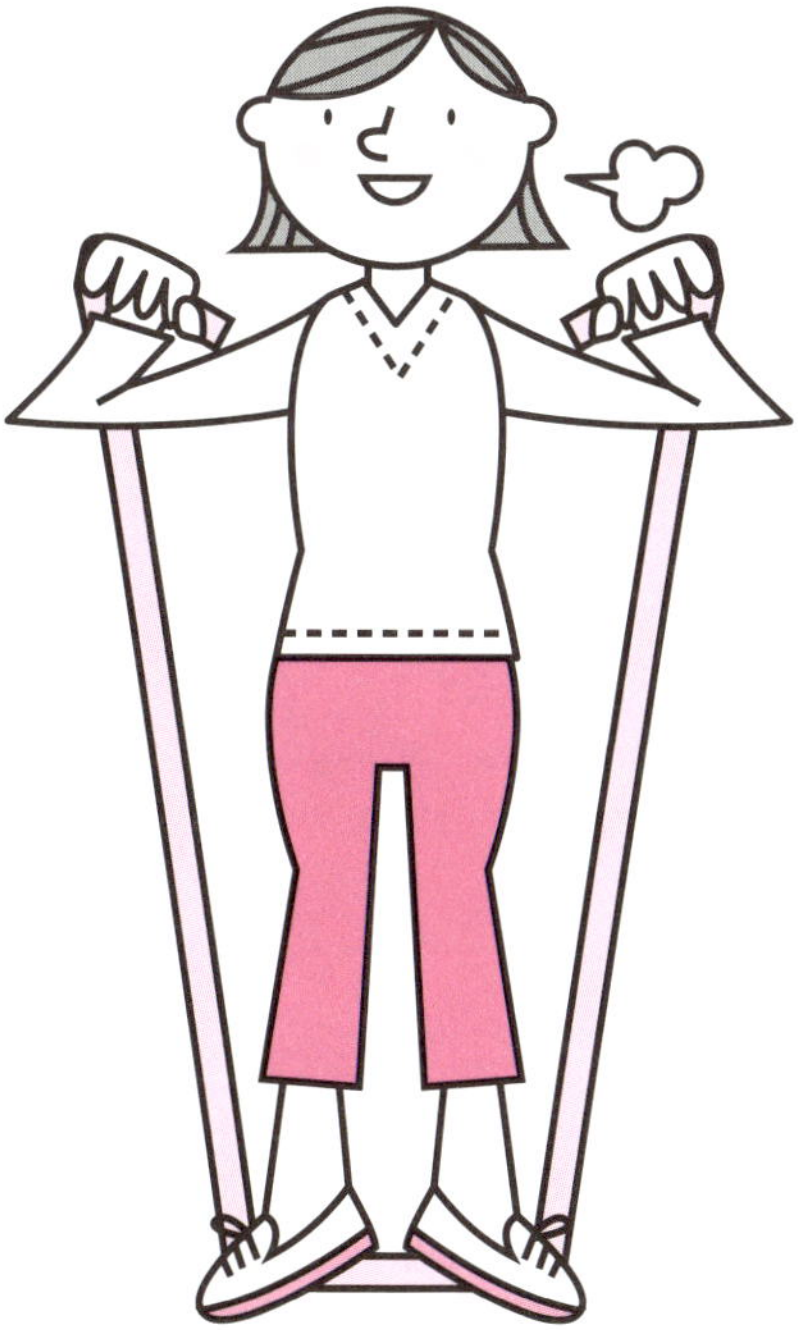

ゴムチューブを利用した レジスタンストレーニングの例

太ももの前側の筋肉をきたえる

チューブの真ん中を両足で押さえ、端を肩のあたりで両手でもつ。ゆっくりとしゃがみ、立ち上がる

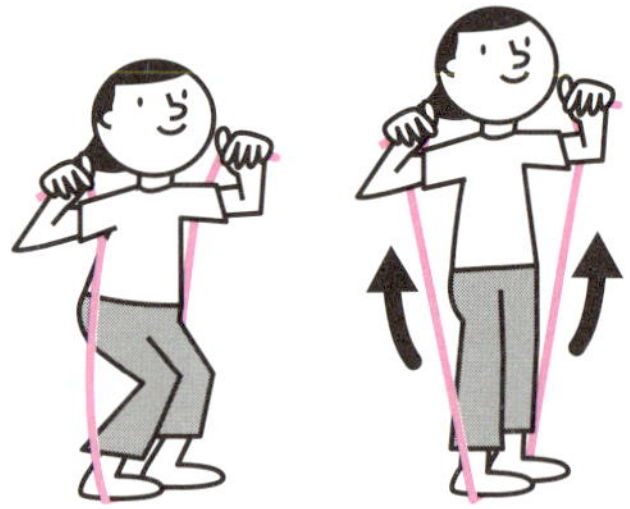

太ももの後ろ側の筋肉をきたえる

ふたつ折りにしたチューブの端を左足で押さえ、輪にした部分に右足を入れる。安定した椅子などにつかまり体を支え、右足を後ろへ蹴り上げて下ろす。反対側も同様に

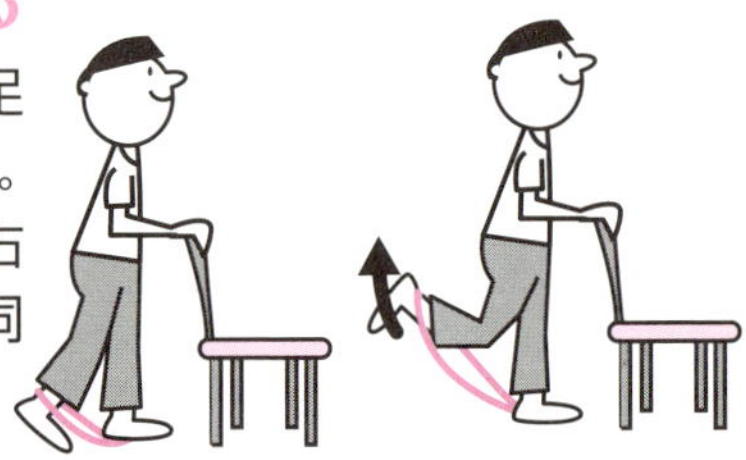

おしりの両脇の筋肉をきたえる

柱などにチューブを結び、輪にした部分に右足を入れて柱の横に立つ。右足を外側へ引き、元に戻す。左足も同様に行う

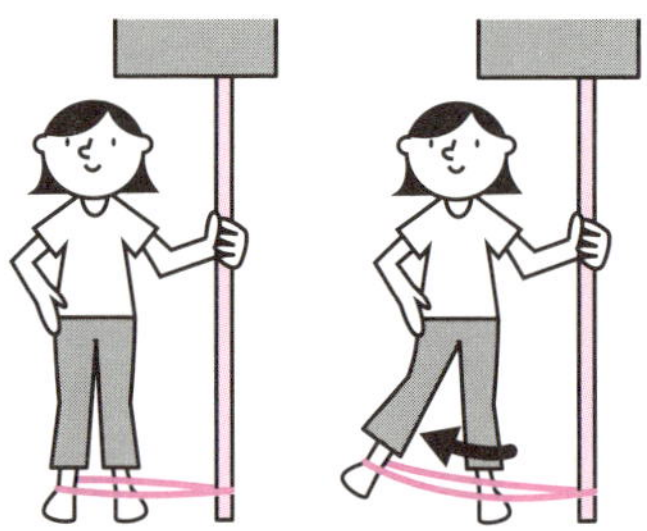

肩～腕の上部の筋肉をきたえる

チューブの両端を持ち、中央を足で踏む。両手を同時に真横に持ち上げる

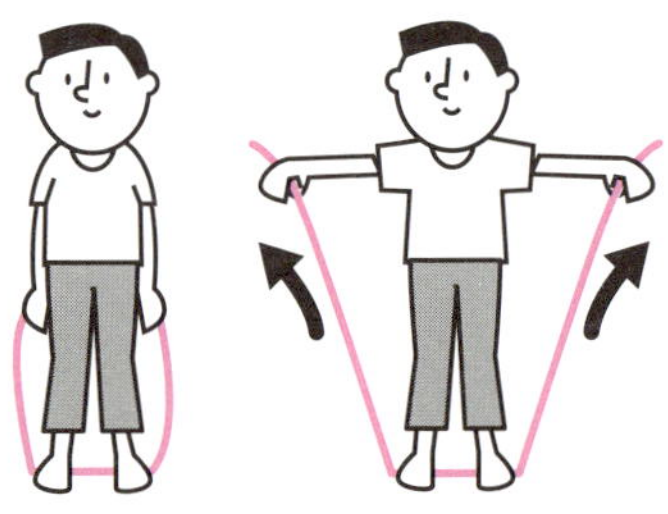

・15回は続いてできる程度の強さに、ゴムの強さや長さを調節する
・1種目あたり10～15回をめやすに行う
・反動をつけずに行い、力を抜くときもゆっくりと
・すべて、ゴムチューブを使わずに行ってもよい

首の後ろ～肩の筋肉をきたえる

椅子に座り、チューブの端を両手でもって真ん中を両足で押さえる。両ひじを曲げて腕を同時に引き上げ、下ろす

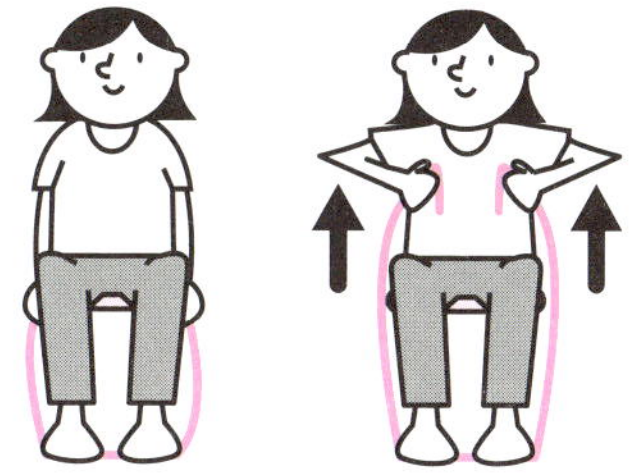

腰～太ももの筋肉をきたえる

椅子に座り、両手でチューブをもって太ももに押しつける。チューブをもった手を動かさずに右足を上げ、下ろす。反対側も同様に

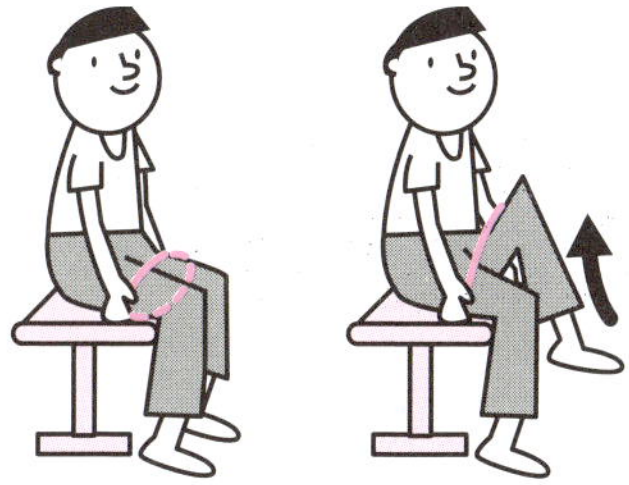

太ももの筋肉をきたえる

土ふまずにゴムチューブをかけ、8の字に交差させ椅子の脚にかけて結ぶ。足をまっすぐ上げると、太ももの前側と後ろ側がきたえられる

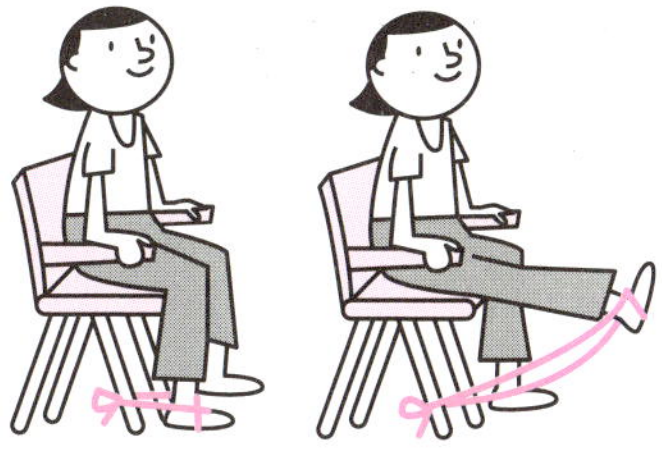

背中の中心の筋肉をきたえる

チューブの真ん中を両足で押さえ、上体を前に倒して、体の前でチューブの両端をもつ。上体をまっすぐに起こし、元に戻す

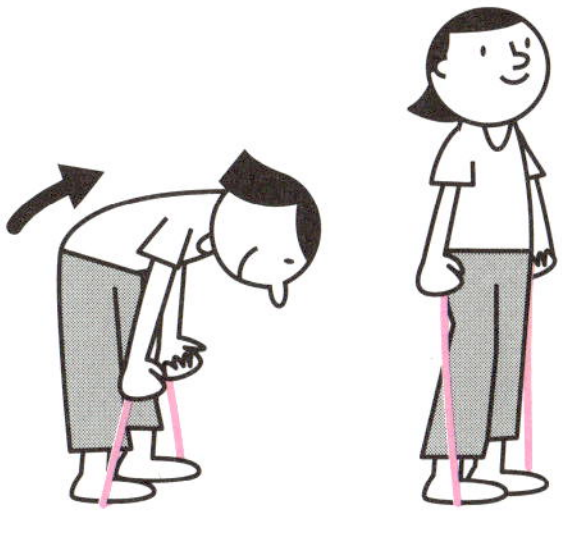

ダンベルを利用したレジスタンストレーニングの例

二の腕の後ろ側の筋肉をきたえる

両ひじを曲げて体の前でダンベルをもつ。右腕を真上に押し上げ、下ろす。左腕も同様に

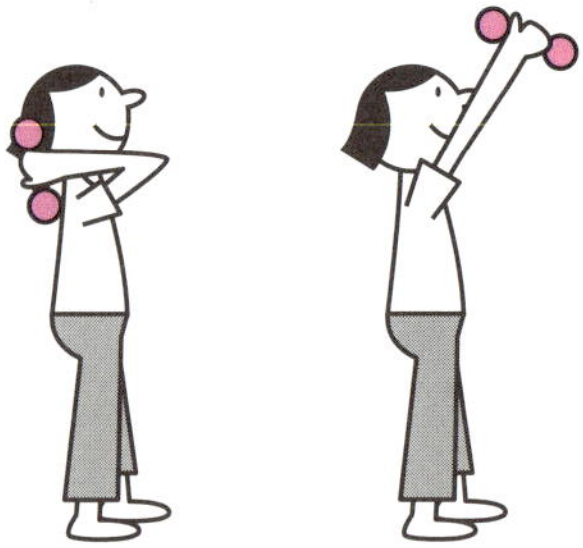

二の腕の前側の筋肉をきたえる

ダンベルをもった両腕を下ろす。両ひじを曲げてダンベルを引き上げ、下ろす

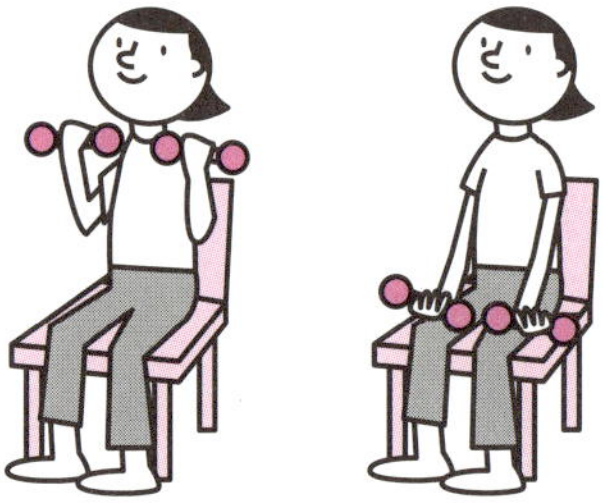

太ももの前側の筋肉をきたえる

両手にダンベルをもち、腕を下ろして立つ。ひざを曲げて腰を落とし、元の姿勢に戻す

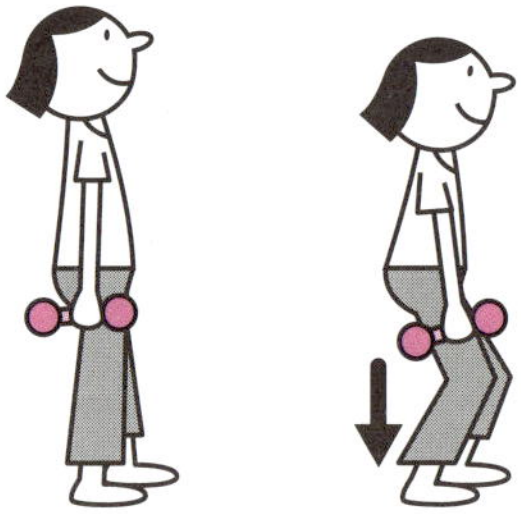

肩〜腕の筋肉をきたえる

両手にダンベルをもち、腕を下ろして立つ。両腕を伸ばしたまま、肩の高さまで前方向に上げ、下ろす

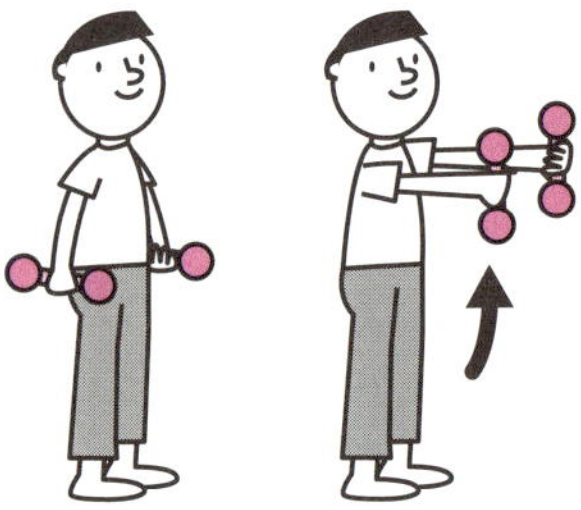

・1種目あたり10～15回をめやすに行う
・反動をつけずに行い、力を抜くときもゆっくりと

肩～腕の筋肉をきたえる

両手にダンベルをもち、腕を下ろして立つ。両腕を伸ばしたまま、肩の高さまで横方向に上げ、下ろす

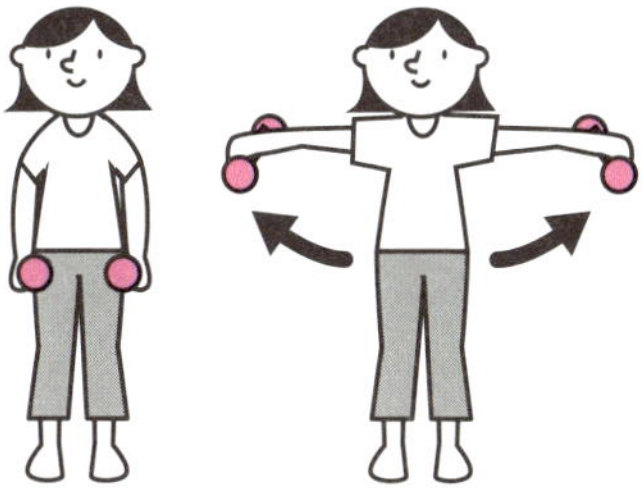

おなかの筋肉をきたえる

両手にダンベルをもち、腕を下ろして立つ。反動をつけずに上体と右腕を左へねじり、元に戻す。次に上体と左腕を右へねじり、戻す

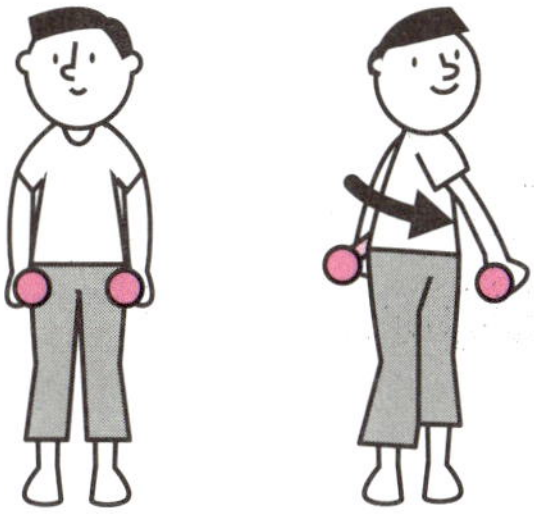

胸の筋肉をきたえる（弱く）

両手にダンベルをもち、腕を体の前に下ろして立つ。ひじを曲げてダンベルを胸の前まで上げ、下ろす

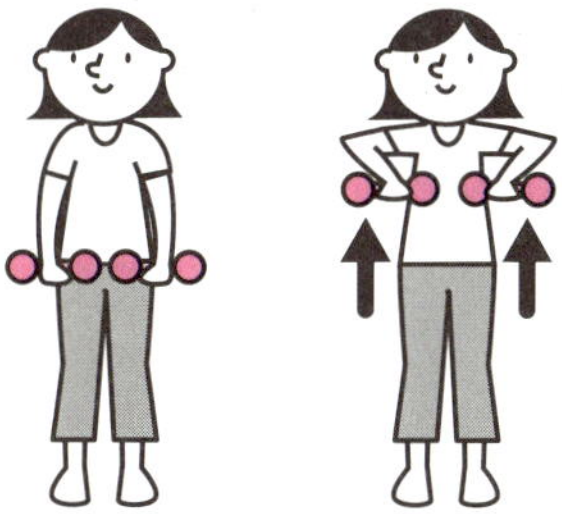

胸の筋肉をきたえる（強く）

仰向けに寝て、両手にダンベルをもち、腕を胸の高さまで上げる。両腕を横に開き、元に戻す

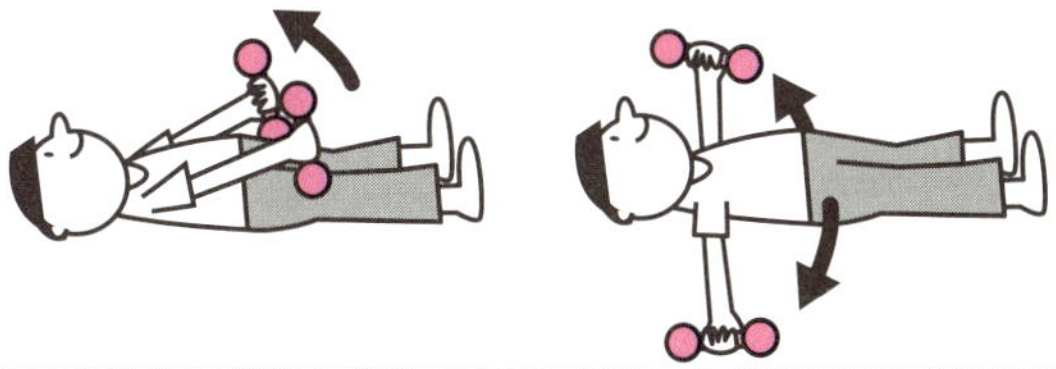

自分の体重を利用したレジスタンストレーニングの例

・1種目あたり5～10回をめやすに行う
・反動をつけずに行い、力を抜くときもゆっくりと

腹筋をきたえる

仰向けに寝て、両腕を頭上へのばす。下腹部に力を入れておなかを引っ込めながら、無理のない範囲まで起き上がり5～10秒間キープして元に戻す

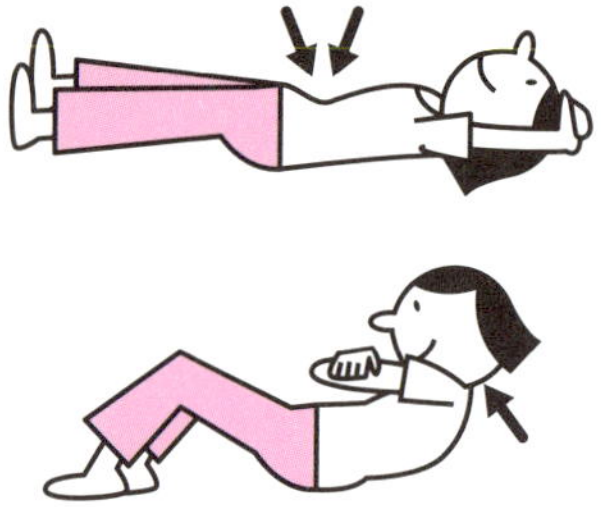

おしりと背中の筋肉をきたえる

四つんばいになり、まず、片腕だけを上げる運動を。次に両手をついたまま、片足だけ上げる運動を。5～10秒そのままの姿勢をキープして元に戻す。これらでも十分に筋肉はきたえられる。どちらもラクにできるようになったら、右手と左足を同時に上げて5～10秒キープして元に戻す。左手と右足も

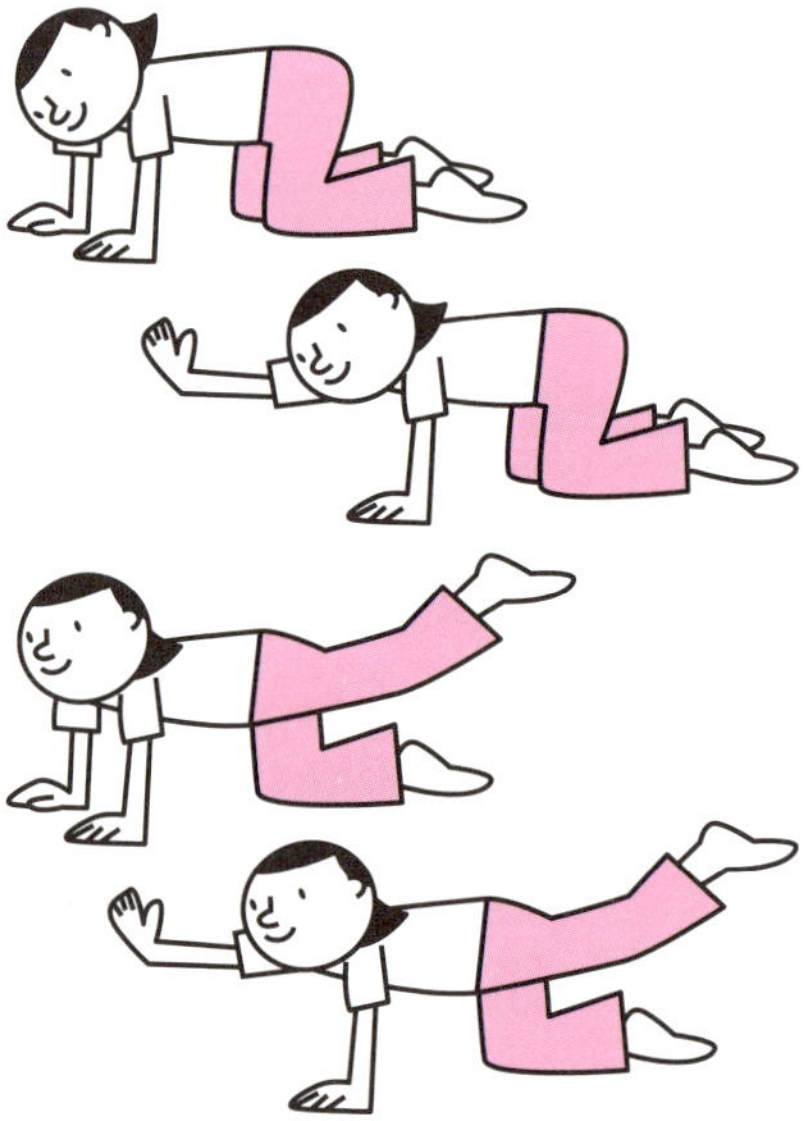

おしりの筋肉をきたえる

仰向けに寝てひざを曲げ、両腕は伸ばして体の横に置く。腰をゆっくり浮かせ、5～10秒間キープして元に戻す

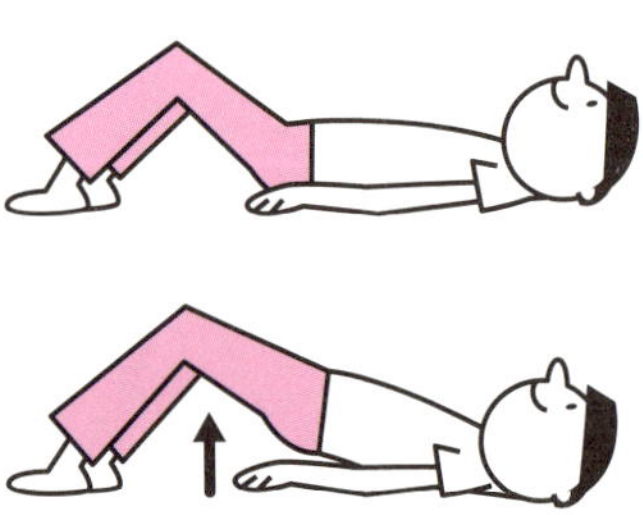

■家事や仕事の合間にできるレジスタンストレーニングの例■

おなかの筋肉をきたえる

安定した姿勢で椅子に座り、下腹部に力を入れて両足を浮かせる。5～10秒間キープして元に戻す

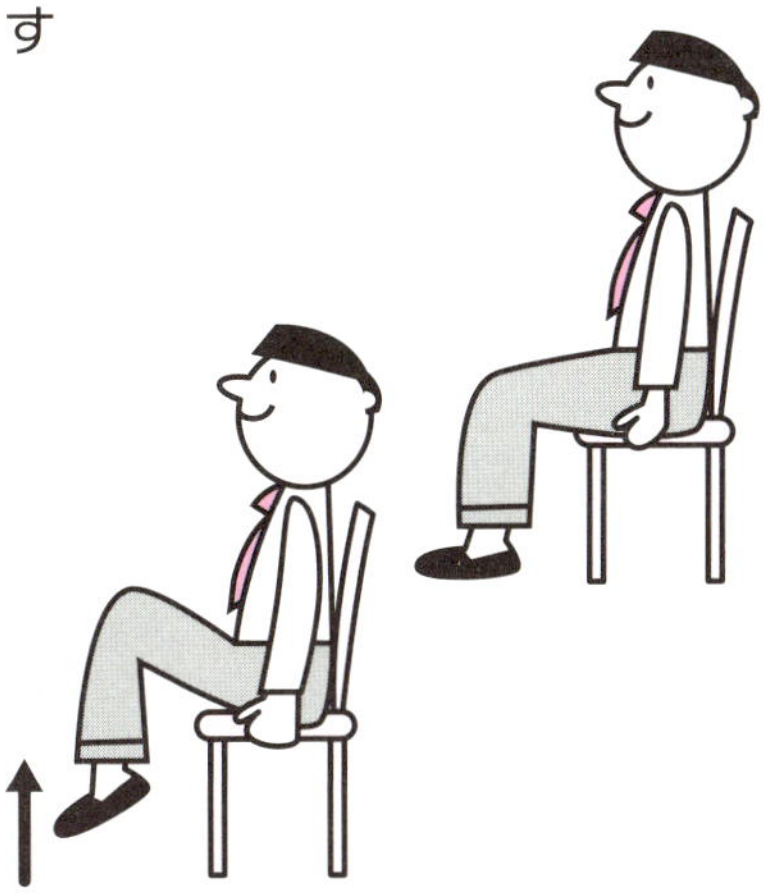

ふくらはぎの筋肉をきたえる

ゆっくりとかかとを上げてつま先立ちに。5～10秒間キープして元に戻す

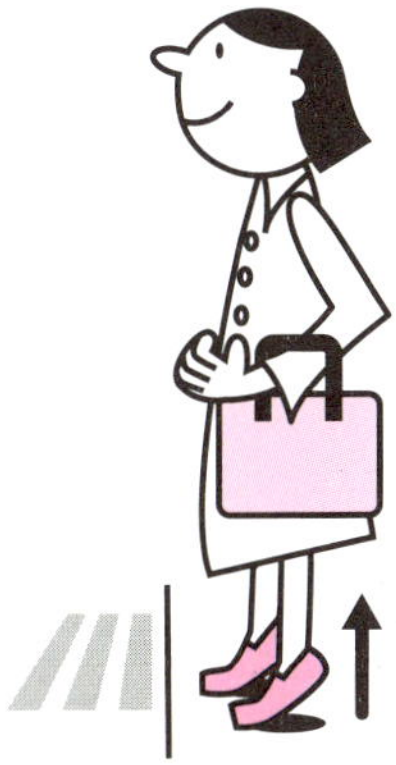

腕と胸の筋肉をきたえる

胸の前で両手のひらを合わせて押し合う。5～10秒間キープして元に戻す

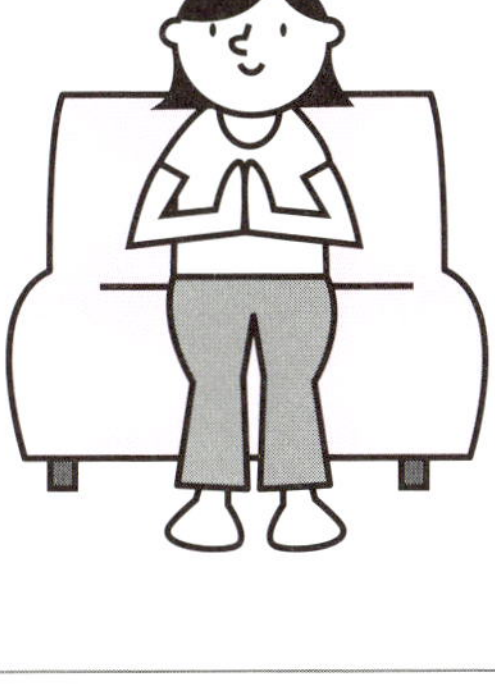

太ももの内側の筋肉をきたえる

安定した姿勢で座り、両足で内側に押し合う。5～10秒間キープして元に戻す

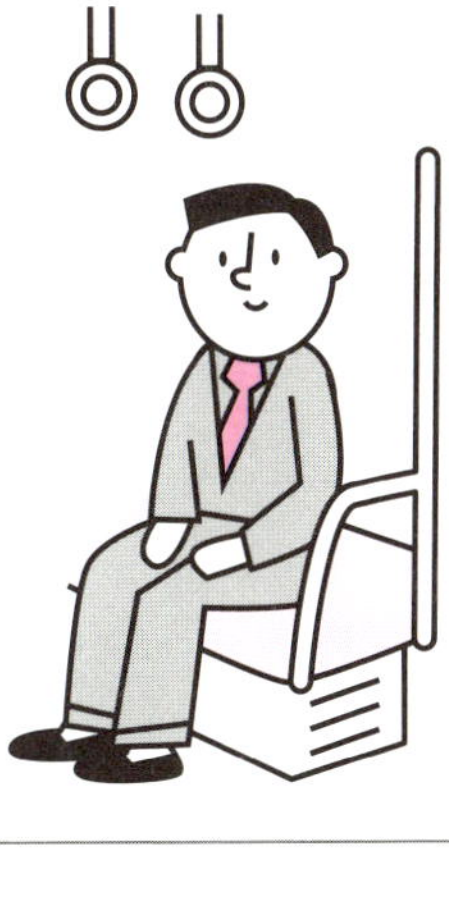

運動療法の実際

準備運動と整理運動

運動の前後には準備運動・整理運動を

運動療法を安全に続けるためには、準備運動（ウォームアップ）と整理運動（クールダウン）を行います。準備運動は、体を安静な状態から運動しているときの状態に近づけるために行うもので、心拍数や血圧を徐々に上げていくのがポイントです。

反対に整理運動は、運動していた状態から安静時の状態にもどしていくためのものです。運動を突然やめると全身から心臓にもどる血流が急に減るため、低血圧やめまいを起こすことも。面倒がらず、整理運動まできちんと行うことが大切です。

ストレッチで体を温め、動きをスムーズに

準備運動や整理運動には、ストレッチングもおすすめです。筋肉をほぐし、関節の動きをよくする効果があるので、運動中のケガ予防にも役立ちます。

準備運動や整理運動にとり入れる場合は、運動で使う筋肉をしっかり伸ばすことを心がけます。たとえばウォーキングの前後なら、太もも、ふくらはぎ、アキレス腱、体の側面などのストレッチをていねいに行いましょう。

ここが大事!!

●ストレッチのコツ

ストレッチは呼吸を止めず、反動をつけずに行います。ゆっくりと息をはきながら気持ちよく感じる程度に筋肉をのばし、その状態を15秒ほどキープしましょう。痛みがある部分は、無理に伸ばしてはいけません。準備運動・整理運動としてだけでなく、起床時や入浴後などに行うのもおすすめ。運動量は多くありませんが、体の動きをスムーズにしたり、こりをほぐしたりするのに役立ちます。

■準備運動・整理運動の例■

・1種目あたり5～10回をめやすに行う
・反動をつけずに行い、力を抜くときもゆっくりと

アキレス腱を伸ばす

片方の足を1歩前に出し、後ろ側の足のアキレス腱を伸ばす。反対側も同様に

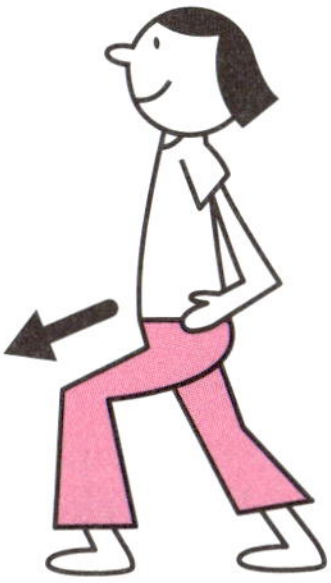

ひざの曲げ伸ばし

両手をひざに置き、ひざを曲げ伸ばしする

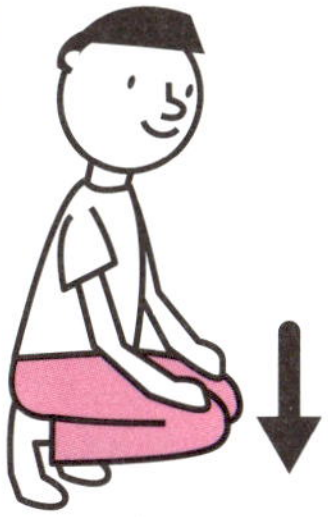

手首・足首を回す

両手首と両足首を回す

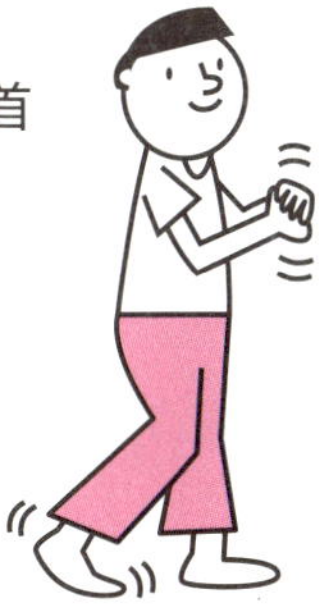

前屈・後屈

上体を前に倒し、さらに腰をそらして後ろに倒す

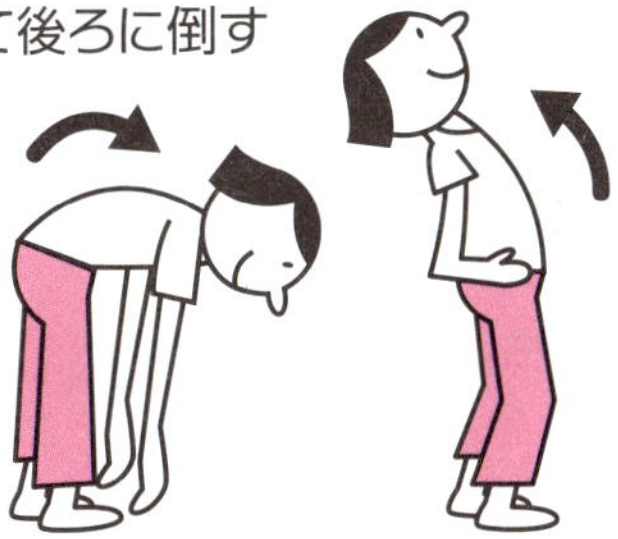

小さくジャンプ

その場で軽くジャンプする

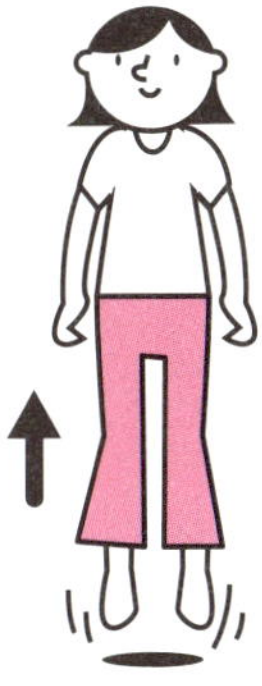

体側を伸ばす

片方の腕を頭上に伸ばし、上体を横に倒して体側を伸ばす

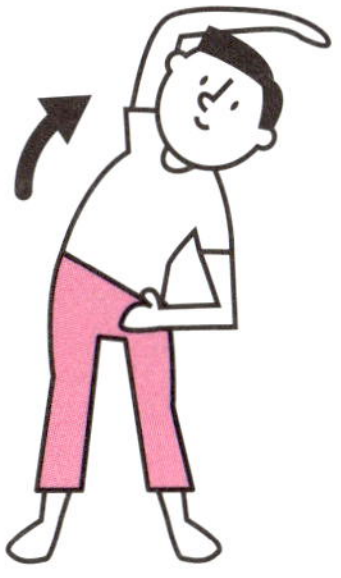

■ストレッチングの例■

・気持ちよく感じる程度に伸ばし、15秒ほどキープする
・反動をつけず、ゆっくりと息をはきながら体を伸ばす

背中～腰

足の裏を合わせて床に座る。両手で足首をもち、背中を丸めながら上体を前に倒す

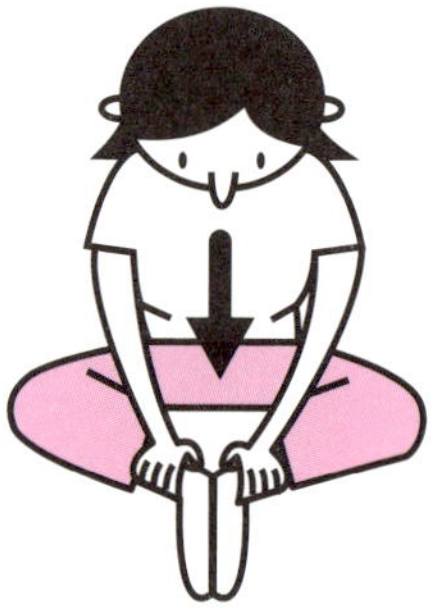

上半身

あぐらをかくように床に座る。両手を組んで頭上に上げ、上体を伸ばす

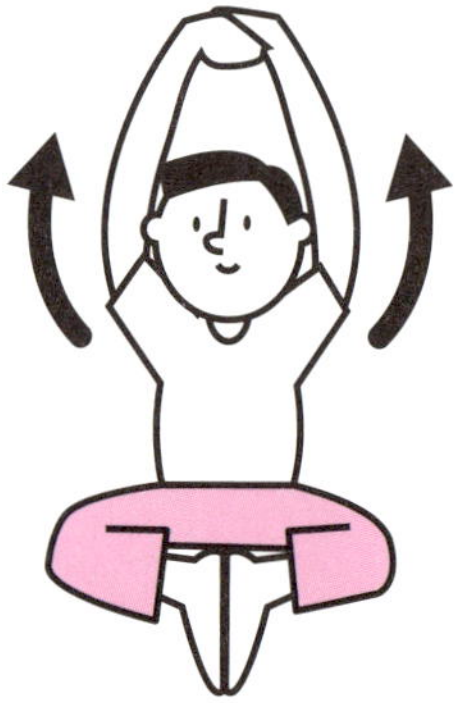

腰

仰向けに寝て、両ひざを曲げる。両腕は伸ばして左右に広げる。両足を揃え、右肩を床につけたまま、腰をひねって左側へ倒す。反対側へも同様に

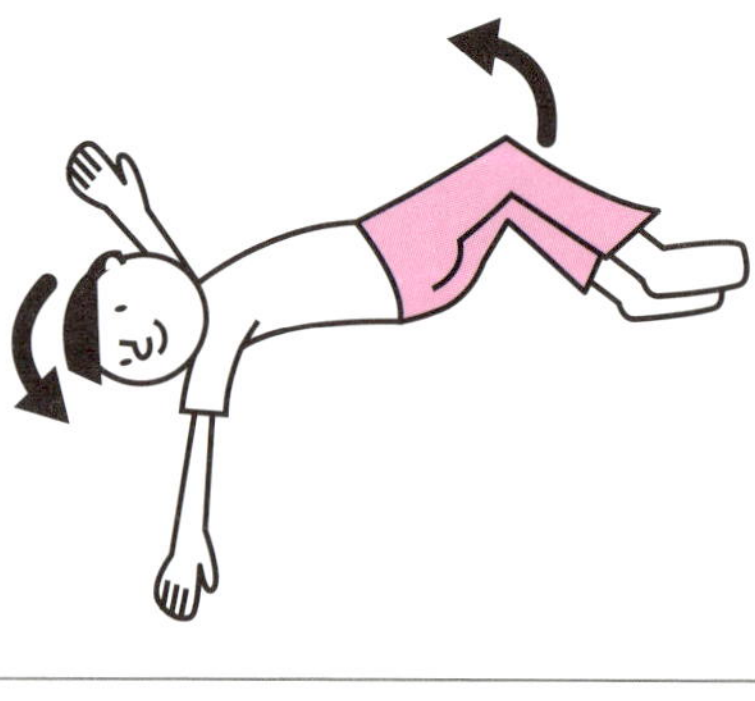

体側

片足を曲げ、もう一方の足を伸ばして床に座る。足を曲げた側の手を伸ばして頭上に上げ、上体を左へ倒す。反対側も同様に

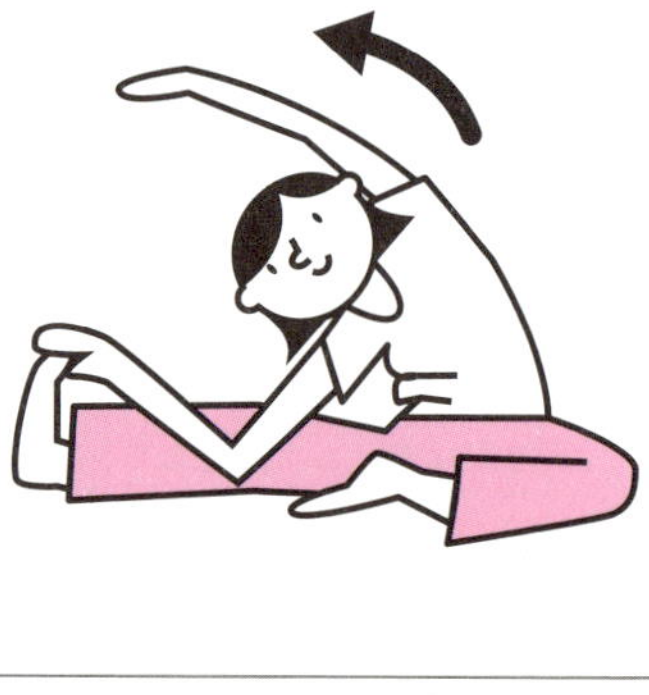

おしり

仰向けに寝て、両ひざを曲げる。両手でひざを抱え、胸のほうへ軽く引き寄せる

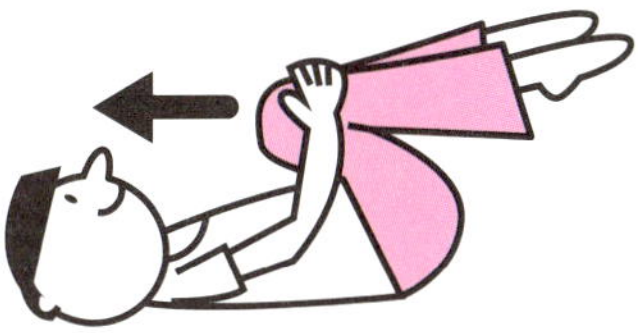

太ももの裏側

片足を曲げ、もう一方の足を伸ばして床に座る。伸ばした足のひざに両手を置き、上体を倒す。反対側も同様に

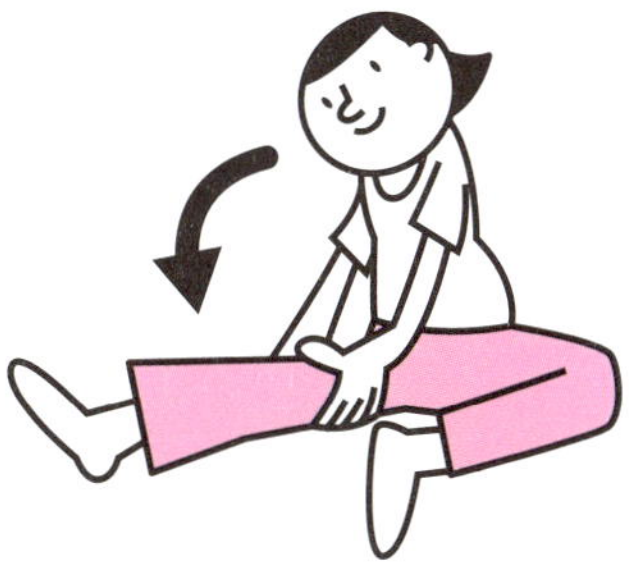

足首

椅子に座って、手でつま先を持ってグルグル回す。シンプルだが効果のあるストレッチ

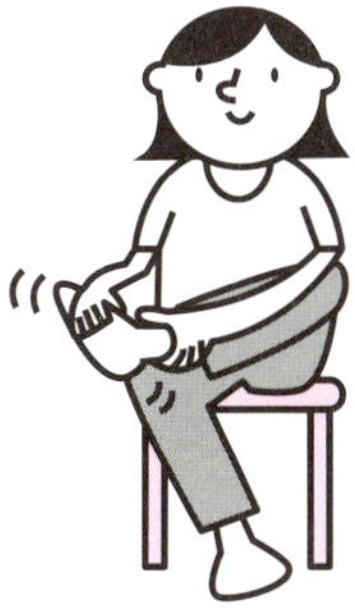

太ももの前側

右を下にして床に横向きに寝て、右腕を頭上に伸ばす。左足を曲げて左手で足をつかみ、軽く引っ張る。反対側も同様に

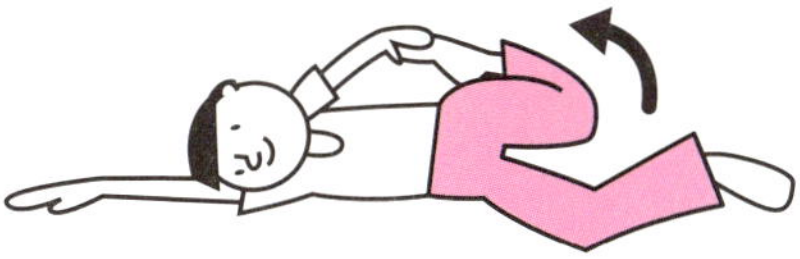

C O L U M N

専門家の指導を受け、1回1500円程度でリハビリを受けられる

「メディックスクラブ」の活動

心臓に病気のある人にとって、運動することの重要性はよくわかっていても、なかなか1人では続かないものです。そうした人の病気の再発予防や新たな発症を防ぐために、専門家が運動療法の手助けをしてくれるのがNPO法人ジャパンハートクラブが運営する「メディックスクラブ」です。

心臓リハビリテーション指導士を中心に既存施設利用型のスポーツクラブを運営し、安全なプログラムを提供します。

保険適用はありませんが、1回あたり1000～2000円程度とリーズナブルな料金で専門家による運動療法の指導が受けられます。地域の医療機関や日本心臓リハビリテーション学会の支援を得ているので、医学的根拠に基づいた運動療法を受けることができます。さらに、医師は常駐こそしませんが、近隣の医療機関と連携し、万一の緊急時にも迅速な対応ができるような体制を整えているので安心です。全国に支部が開設されているので、下記のサイトからお近くの支部を捜しお問い合わせください。

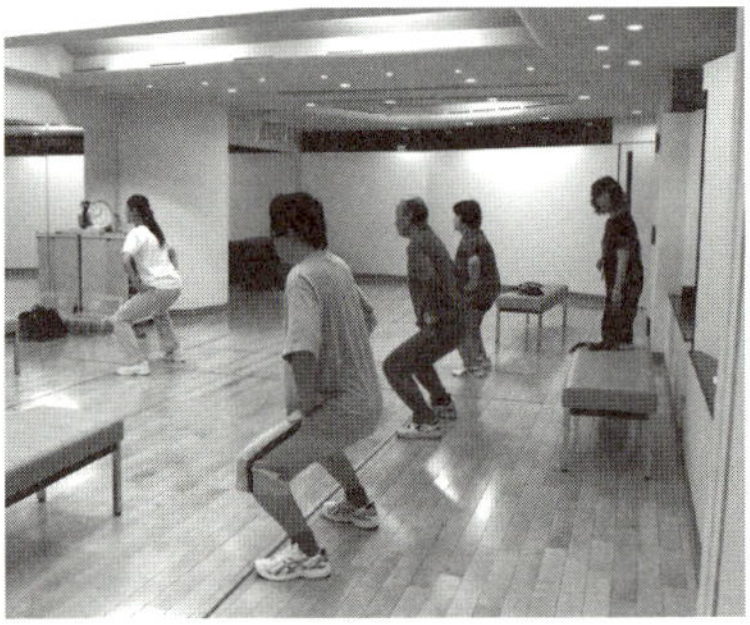

●お問い合わせ
メディックスクラブ本部（JHC事務局内）
〒151-0053
東京都渋谷区代々木2-23-1-624
電話：03-6909-7895
FAX：03-6909-7896
ホームページ http://www.npo-jhc.org/medex_club/index.htm

日常生活でのリハビリテーション

第3章

禁煙は必ず実行したいこと

ニコチン、一酸化炭素が心臓病を引き起こす

タバコの煙には多くの有害物質が含まれていますが、とくに心臓病に悪影響を及ぼすのが、ニコチンと一酸化炭素です。

ニコチンが体内に取り込まれると、ストレスホルモンの分泌を促し、交感神経系の働きを高めます。これにより心拍数の増加、末梢《まっしょう》の血管の収縮、血圧の上昇が起こり、狭心症を誘発することがあります。また、分泌されたストレスホルモンには血小板を凝固させる働きがあるため、血管が詰まりやすくなり、心筋梗塞《しんきんこうそく》の原因となります。

一酸化炭素は、血液中のヘモグロビンと結合し、細胞へ酸素を取込みにくくするため、運動中の不整脈が起こりやすくなります。

有害ガスが増加させる活性酸素の影響

このほか、煙に含まれる有害ガスは、血管内皮細胞《ないひさいぼう》を傷つけたり、活性酸素を増加させます。活性酸素は悪玉コレステロールと結合すると、酸化ＬＤＬコレステロールとなり、血管に沈着して動脈硬化を促進します。まさに**タバコは、百害あって一利無し**なのです。

ここが大事!!

●受動喫煙の悪影響

タバコの煙がどんなに有害かわかっていても、「自己責任だから」と、吸い続ける人がいます。しかし、喫煙者のそばにいる人にも悪影響をおよぼしていることを認識すべきです。

2006年に公表された「米国公衆衛生総監報告」によれば、受動喫煙によって冠動脈心疾患のリスクが25～30％高くなることがわかっています。また、胎児のうちから影響を受け、自然流産、乳児の突然死、気管支喘息などのリスクも高まります。

タバコの煙が及ぼす心臓への影響

酸素が取込みにくくなり
心臓に負担をかける

血小板の凝固により
血管が詰まりやすくなる

心拍数の増加、
血圧上昇を起こす

活性酸素を増加させ
動脈硬化を促進する

副流煙により、周囲の人に
心疾患などのリスクを負わせる

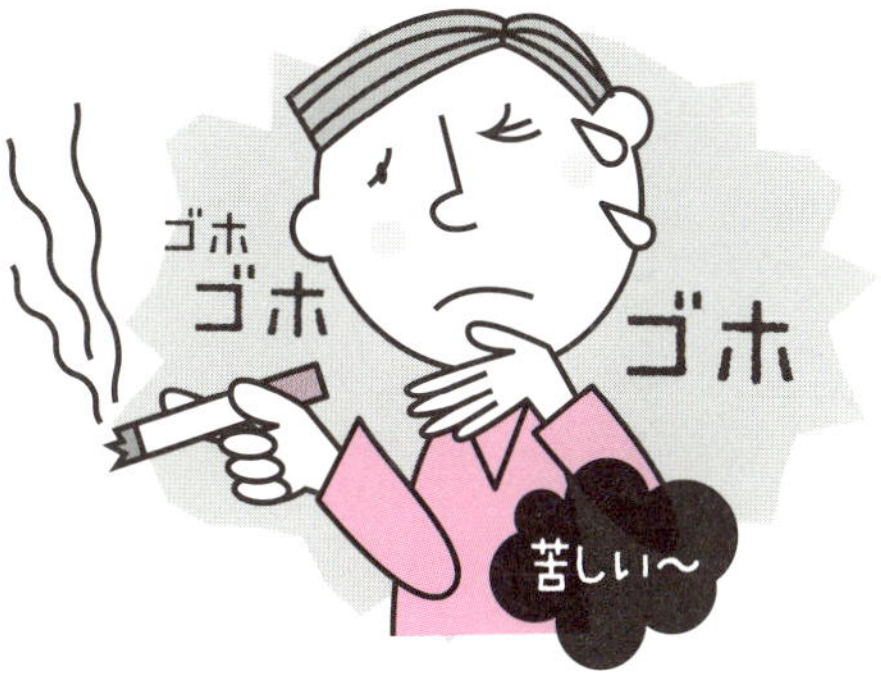

喫煙習慣が心筋梗塞死亡に及ぼす影響

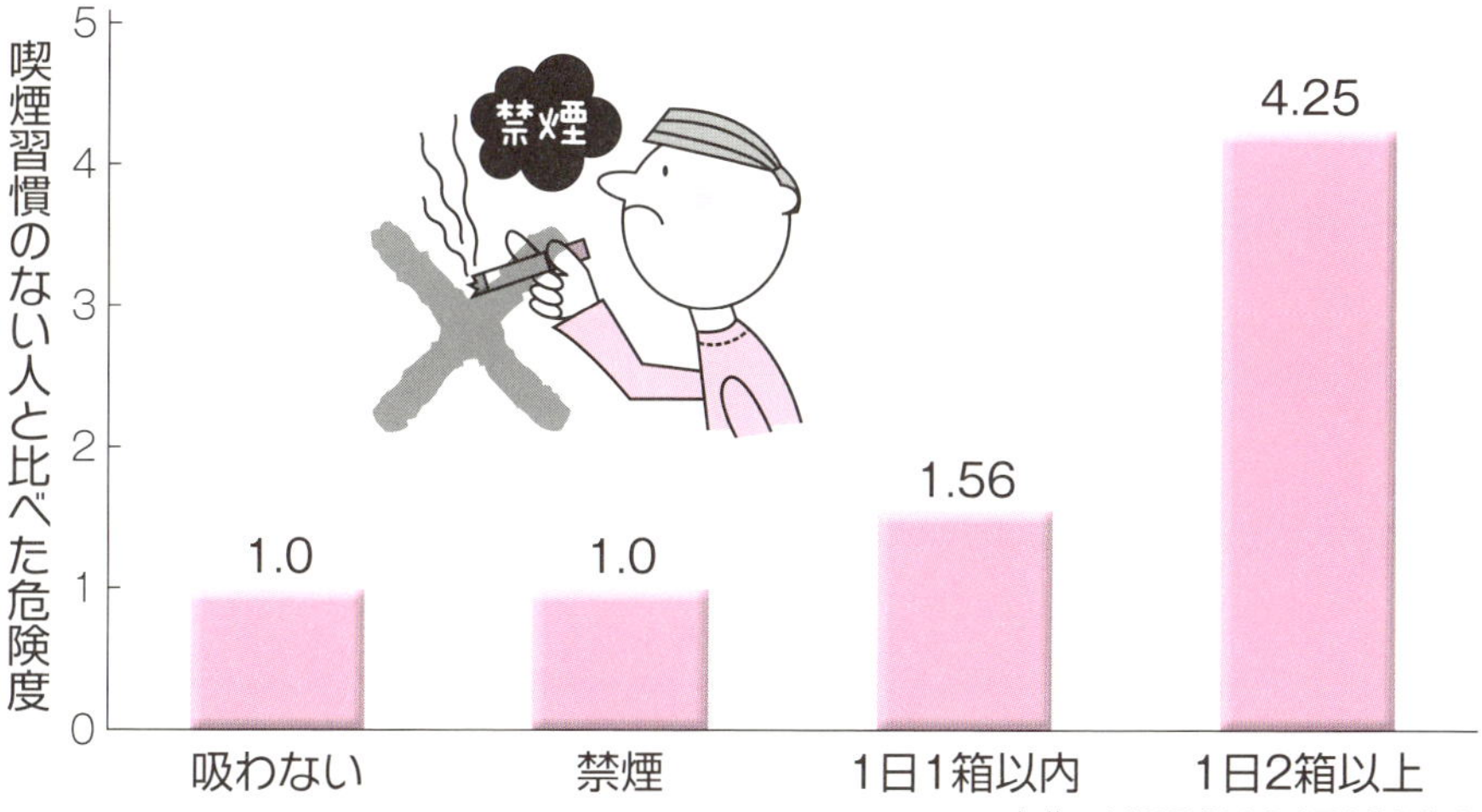

出典：NIPPON DATA80より

禁煙

こうすればタバコはやめられる

禁煙は、すっぱりやめてしまうことがポイント

タバコをやめられないのは、必ずしも意志が弱いだけではありません。ニコチンに、麻薬のような依存性があるからです。

禁煙を決意したら、吸う本数を減らすのではなく、すっぱりとやめてしまうことが大切です。「最後に1本だけ」「明日から始めよう」などと思っている限り、ニコチン依存症から抜け出せません。また、1度失敗したからといってあきらめず、何度でも挑戦しましょう。

誘惑に勝てないときは禁煙外来を受診する

禁煙を始めると、イライラしたり、睡眠障害や疲労感などの離脱症状が現れます。その場合は、ほかのことを考えたり、運動をするなどしてタバコの誘惑を断ち切りましょう。しばらくは酒の席を控えるなど、吸いたくなるような状況を避けることも大事です。

それでも禁煙が続かない場合は、禁煙外来を受診するのもひとつの方法です。禁煙外来では、心理面から離脱を促す禁煙プログラムや、ニコチン代替療法などが保険診療で行われます。

ここが大事!!

●ニコチン代替療法の注意点

禁煙外来で行われるニコチン代替療法は、タバコの代わりにニコチンパッチなどを用いて、体内に入れるニコチンの量を少しずつ減らしていく治療法です。薬局でもニコチンガムなどが販売されているので、自分で行うこともできますが、説明書にしたがって使用することが大切です。自己判断で用法を誤ると、過剰にニコチンを摂取することもあります。禁煙を確実に成功させるためにも、医師の指示をあおぎましょう。

■禁煙成功のポイント■

周囲の人に
禁煙を宣言する

食後はすぐに席を立つ

禁煙外来を受診する

禁煙を決意したらすぐに、
タバコや灰皿を処分する

酒の席など吸いたくなるような
状況を避ける

失敗しても
何度でも挑戦する

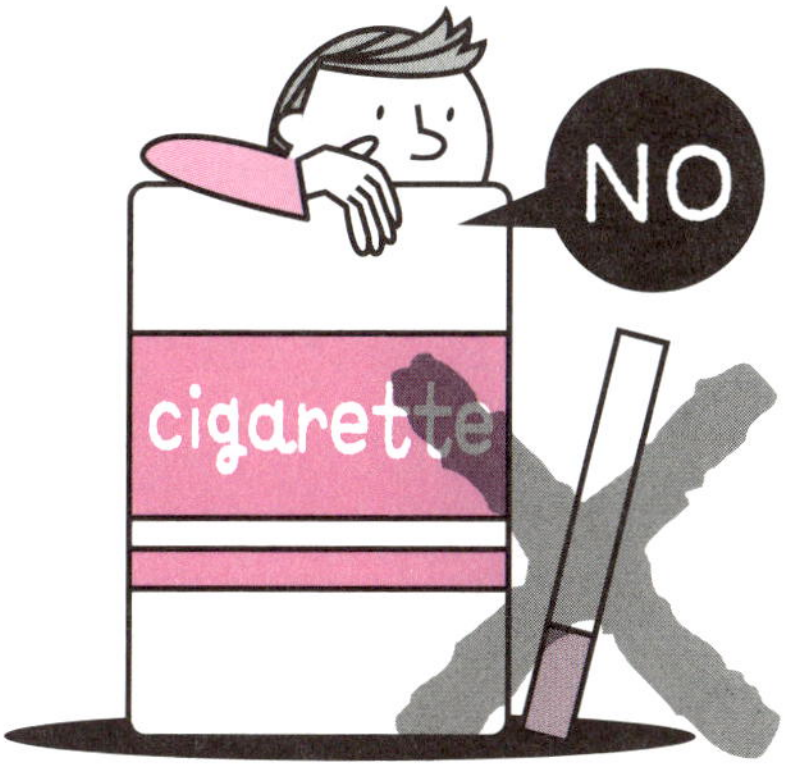

■禁煙による離脱症状の例と克服法■

- 喫煙の欲求
- イライラや不安感
- 睡眠障害
- 疲労感
- 集中力の低下
- 頭痛
- 咳　など

➡

- ほかのことを考える
- 深呼吸する
- 運動する
- 休養をとる
- リラックスする
- カフェインの入った飲み物を飲まない

など

ストレスで体に起こること

過度のストレスは心臓病の危険因子になる

人の体は強いストレスを感じると、交感神経系が刺激されて、副腎からストレスホルモン（アドレナリン、ノルアドレナリン）が分泌され心拍数の増加や血管の収縮を起こし、血圧を上昇させます。また、血糖値が高まるだけでなく、動脈硬化を起こしやすくなります。

さらに、ストレスを解消したいという欲求から、喫煙や暴飲暴食など生活習慣を悪化させることで、心臓病の危険因子を増加させてしまうことになるのです。

こうした悪循環を断ち切るためにも、過剰なストレスを回避することが大切です。

長時間労働など身体的なストレスにも注意

ストレスは、精神的なものだけではありません。1日の労働時間が11時間の人は、8時間の人に比べ、心筋梗塞を起こす危険性が2・4倍になるという調査報告もあります。また、冬は寒冷ストレスによって血圧が上昇するため、発症しやすいこともわかっています。

ここが大事!!

●ストレスの正体

「ストレス」というと、人間関係や苦痛、悩みなどによる精神的なものと考えがちですが、そのほかにも、気温、騒音などによる「物理的ストレス」、酸素の欠乏や栄養不足などの「化学的ストレス」、病原菌の侵入などの「生物学的ストレス」などもあります。

よく、「ストレスとは無縁だ」と言う人がいますが、仕事の成功や昇進などプラスのできごとも、実はストレスをためる原因になっていることもあります。

■ストレスが体に及ぼす影響■

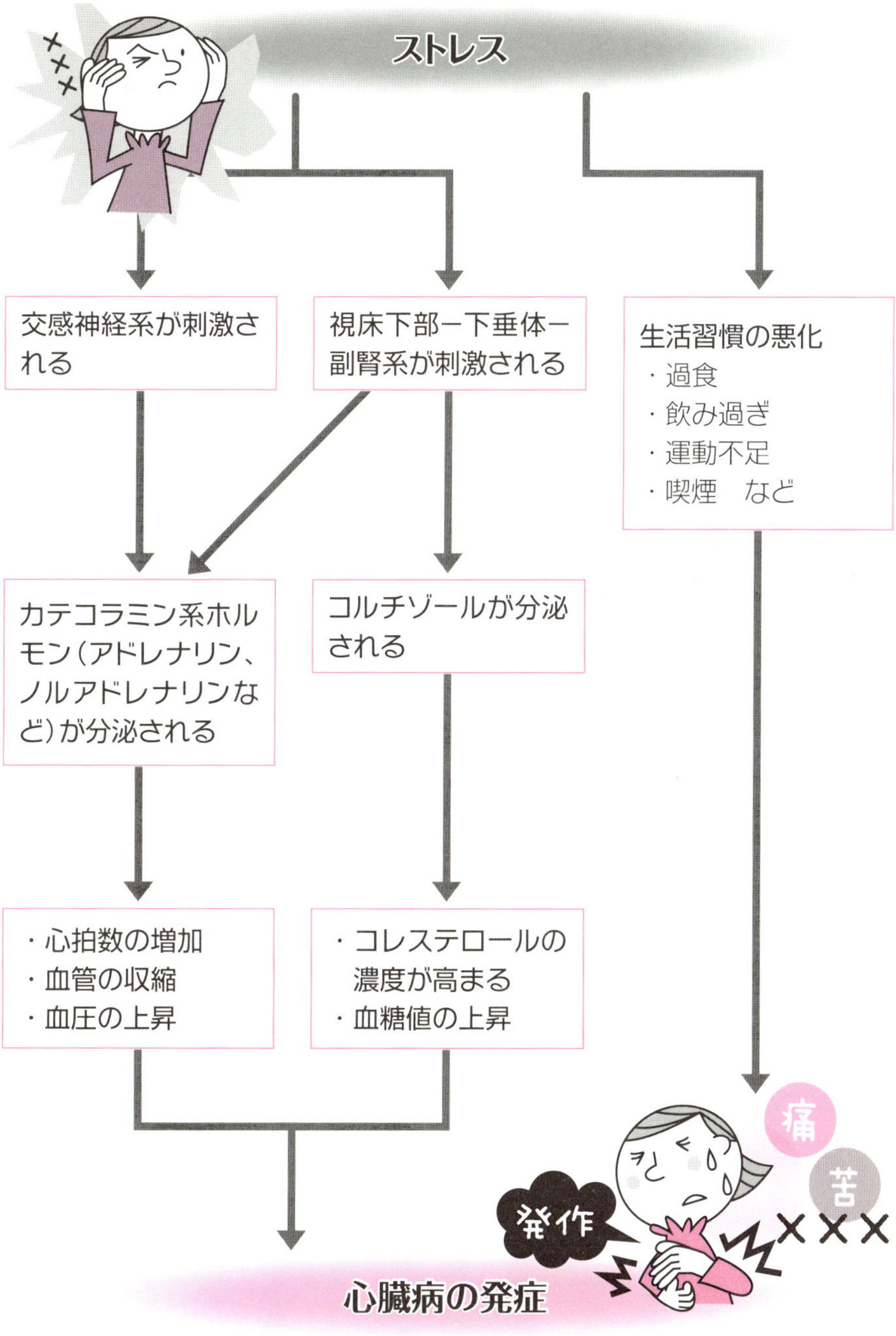
ストレス
交感神経系が刺激される
視床下部ー下垂体ー副腎系が刺激される
生活習慣の悪化
・過食
・飲み過ぎ
・運動不足
・喫煙　など
カテコラミン系ホルモン（アドレナリン、ノルアドレナリンなど）が分泌される
コルチゾールが分泌される
・心拍数の増加
・血管の収縮
・血圧の上昇
・コレステロールの濃度が高まる
・血糖値の上昇
痛
苦
発作
心臓病の発症

ストレス対策

「怒り」と「不安」が再発を招くこともある

ネガティブな感情を抑制する人は要注意

精神医学の分野では、人の性格や行動パターンから分類したタイプによって、特定の疾患と関連性が強いタイプがあることがわかっています。これまで、まじめで責任感が強く、競争心が強いタイプAの人は、マイペースでゆったりとした性格のタイプBの人に比べ、虚血性《きょけつせい》心疾患にかかる割合が2倍も高いといわれてきました。

しかし、近年、危険度が最も高く注意が必要といわれているタイプがあります。怒りや攻撃性などネガティブな感情が強い一方で、他人に感情をみせるのを嫌い、抑制的な傾向を持つタイプDの人です。タイプDの人はストレスホルモンが多い傾向にありますが、専門家による治療で改善することもできます。

身近な癒しの対象でストレス対策を行う

不安や悲しみも、ストレスの原因となります。肉親の死に直面したり、高齢者がひとり暮らしをする場合などは、ペットを飼ったり相談相手をつくるなどしてストレス対策を行うことを心がけましょう。

ここが大事!!

●ストレスは管理できる

精神的なストレスが強い場合は、臨床心理士や精神科医などの専門家の治療を受けましょう。

医師が患者さんの話を聞いて不安を取り除いてくれる「簡易精神療法」や、脈拍や心拍数などを数値として認識することで、体にとってよい状態を体得する「フィードバック療法」などにより、緊張を緩和することができます。また、タイプDのパーソナリティも、認知行動療法やセルフコントロールで改善することができます。

■タイプDの人はとくに注意■

心配性、落ち込み、怒り、攻撃性などネガティブな感情が強い一方で、他人からの反感を避けるために感情を抑制し、不安定な傾向がある

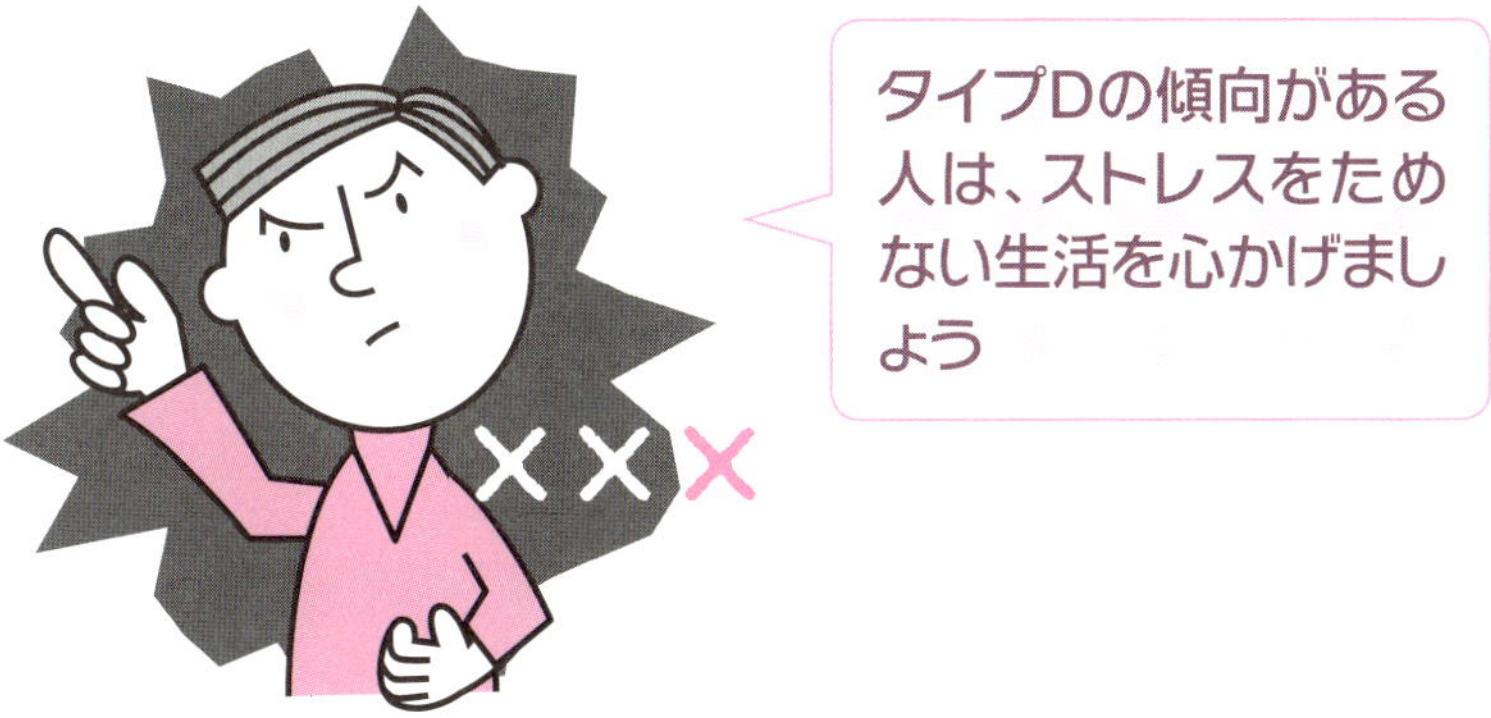
タイプDの傾向がある人は、ストレスをためない生活を心かけましょう

■ストレスをためないために■

過去の事柄や
他人のことに
こだわらない

リラックス方法を
みつける

日々の生活に
笑いを取り入れる

相談相手をつくる

意識して
腹式呼吸をする

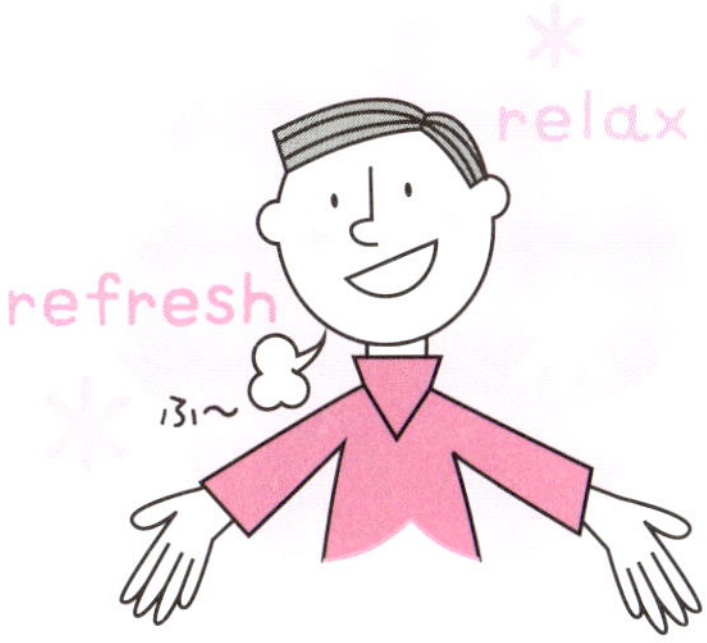

運動の
習慣をつける

良質な睡眠を
心がける

仕事や家事を
楽しむ

リフレッシュできる
趣味をもつ

疲れを感じて
いなくても
こまめに休養する

ストレス対策

うつ病にも効果がある運動療法

心筋梗塞後はうつ状態になりやすい

世界精神医学会の「うつ病と心臓疾患（2010年）」によれば、心筋梗塞《しんきんこうそく》になった後、16％の人がうつ病を発症し、うつ病のチェックシートを用いて調査した場合、その確率は50％にまではね上がるというデータが報告されています。さらに、心筋梗塞後6カ月以内に心臓病の合併症により死亡する確率は、うつ病の患者さんの場合、うつ病でない場合の約5倍にのぼるといわれています。これは、うつ病を発症することで、リハビリテーションへの意欲が低下し、投薬治療や運動療法などを怠ることによるものと考えられます。

運動療法は、うつ病の予防や改善にも効果がある

運動療法は、心臓病のリハビリテーションとしてだけでなく、うつ病の治療にも効果があることがわかっています。また、うつ病の予防にも有効であることから、気分がのらなくても、定期的に行うことを心がけましょう。

しかし、うつ状態が重度になった場合は、無理に行ってはいけません。周囲の人が早期に気づき、専門家の指導を受けるように導くことが大切です。

ここが大事!!

●有酸素運動でうつ状態を改善

うつ病や不安定な気分の改善に効果があるのが、ウォーキングなどの有酸素運動です。

運動をすると、脳内のセロトニンが増加し、ドーパミンやノルアドレナリンなどのストレスホルモンを抑制して、精神を安定させます。また、体温が上昇することで、副交感神経の働きが活性化し、リラックスできます。ストレッチやヨガ、腹式呼吸などにも同様の効果があります。

■うつ病の初期症状に注意■

身体的な不調

・不眠
・食欲減退
・首や肩こりがひどくなった
・疲労感がとれない

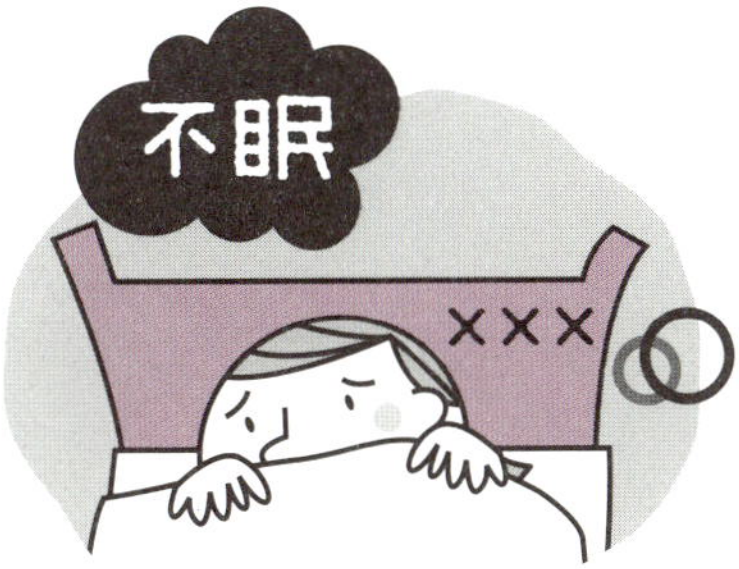

集中力の低下

・仕事に集中できない
・判断力が低下している

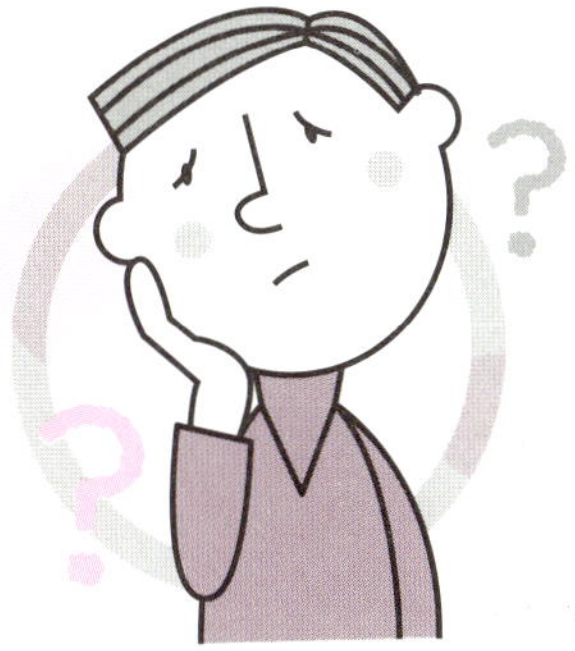

精神の不安定

・不安や焦りが強くなった
・妙に悲しさや寂しさがこみあげる
・うまくいかないとすべて自分の責任だと思い込んでしまう

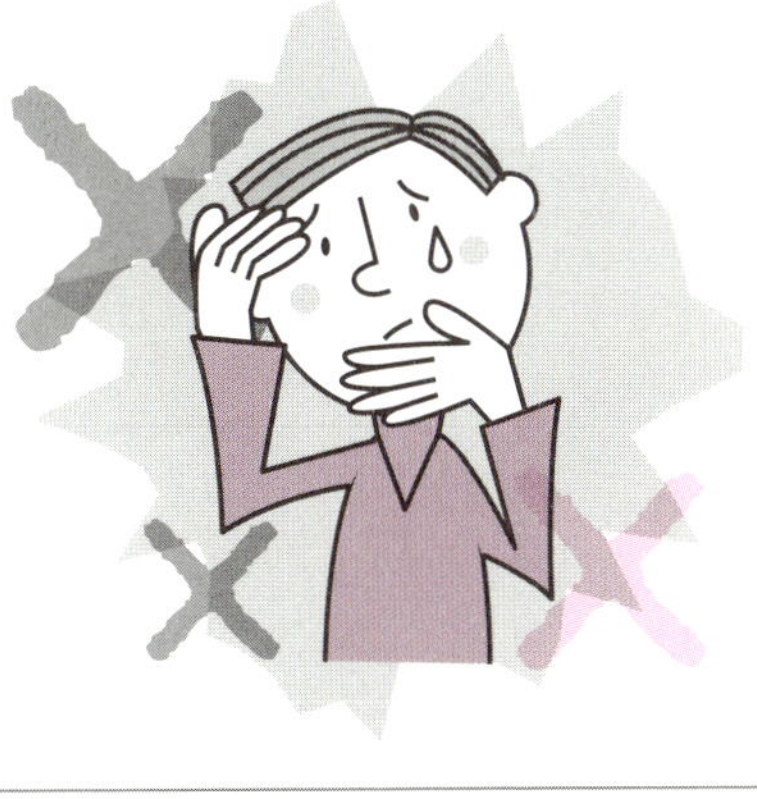

欲求の低下

・趣味を楽しむ気になれない
・化粧やおしゃれが面倒になった
・新聞や本を読む気になれない

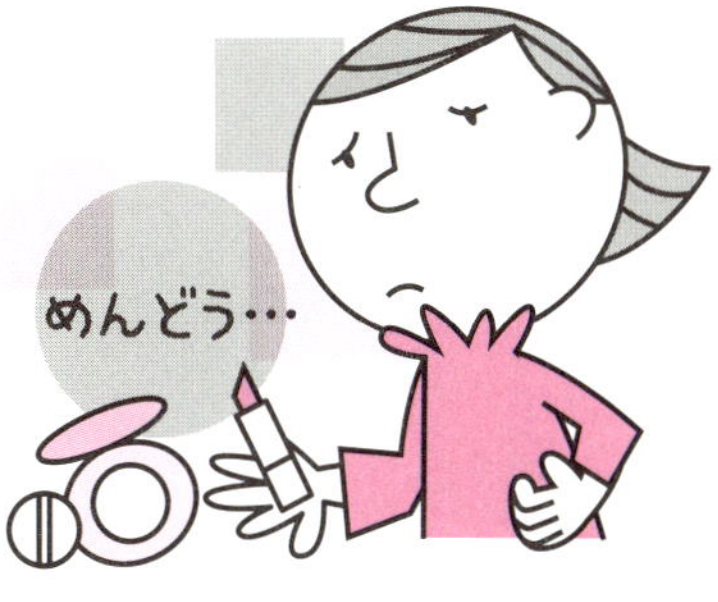

日常の心得

自己チェックと定期検診は忘れずに

治療後の生活次第で再発リスクは低減する

心臓病は、一度手術や治療を行ったからといって、安心できる病気ではありません。

主に動脈硬化が原因で虚血性心疾患《きょけつせいしんしっかん》を発症したということは、生活習慣に問題があるか、脂質異常症《ししついじょうしょう》や高血圧、肥満など病気になり得る要因を保持しているということです。喫煙、食べすぎ、飲みすぎ、運動不足、ストレスを感じやすい環境といったこれまでの生活を見直さないと改善は進みません。

再発を予防するためにも、医師の指示にしたがって服薬、運動療法、生活習慣の改善に励むとともに、必ず定期検診を受けましょう。

毎日の測定と記録で改善を「見える化」する

生活習慣を改善しても目に見えるような結果がすぐに現れないと、つい怠けてしまいがちです。

治療後は、自己管理が大切です。血圧、体重、尿の量と回数、症状を毎日チェックし、服薬や運動を行ったかどうかなど記録する習慣をつけましょう。診察の際に医師に見せると、経過がわかり、治療方針を立てやすくなります。

ここが大事!!

●定期検診は欠かさない

処方される薬には多かれ少なかれ副作用が出る可能性があります。また、治療後の自己管理がよくないと、再発の可能性も高くなるため、どんなに体調がよくなっても定期検診を欠かさないことが大切です。とくに、ペースメーカや植え込み型除細動器を使用している場合は、症状に合わせて、プログラムの設定を調整することがあります。また、電池の寿命は使用状況によって差があるので、6カ月ごとにチェックが大切です。

■治療後の生活が再発リスクを低減する■

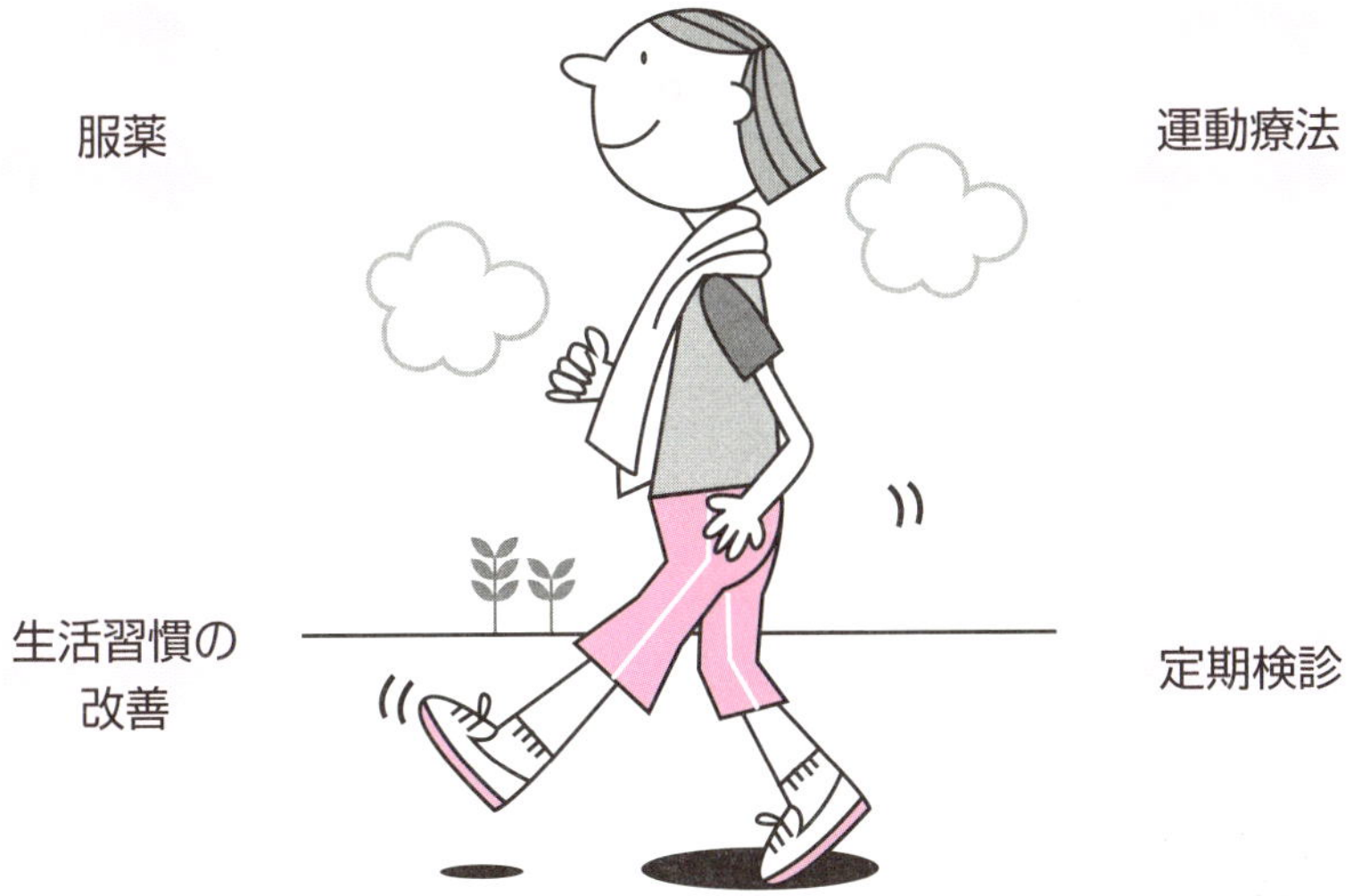
服薬
運動療法
生活習慣の改善
定期検診

■自己チェックのポイント■

【生活習慣の改善】 ・禁煙 ・服薬の有無 ・運動療法の有無 ・適した食事をしたか ・飲酒の量 ・適度の休養　など	**【症状のチェック】** ・動悸や息切れ ・足のむくみ ・胸の痛み ・ペースメーカや植え込み型除細動器を使用している場合は装置の異常や傷口の状態
【測定】 ・血圧（起床後と夜） ・体重（朝のトイレ後） ・尿の量と回数	

135mmHg
80mmHg
血圧 check

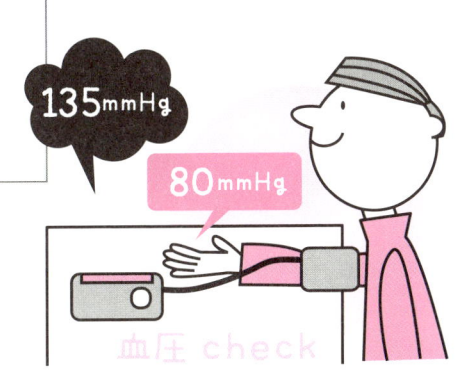

日常の心得

心臓を守る一日の過ごし方

規則正しい生活で心と体の状態を安定させる

心臓に負担をかけないためには、心にゆとりをもち、早寝早起きなど規則正しい生活を心がけることが大切です。毎日決まったリズムで生活することで、自律神経の働きがよくなり、食欲、睡眠、排泄といった体の基本的な活動が良好になります。

ただし、あまり時間にしばられて、予定通りにできなかったことを気にしすぎると、それがかえってストレスの元になります。

また、発作を恐れるあまり、体を大事にしすぎて運動を制限しすぎても、ストレスがたまってしまいます。

おおらかな気持ちで、自分にあった生活のペースをつかみましょう。

発作が起こりやすい朝はとくに注意する

心筋梗塞の発作は、朝6～10時と夜7～10時ころに起こりやすいといわれています。

心臓の動きが活発化すると、心筋に多くの血液が必要になって発症しやすくなります。とくに朝は、急に体を動かしたり、焦りや苛立ちを感じるようなことは避けるようにしましょう。

ここが大事!!

●朝は常温の水で体調管理する

ストレスホルモンの1つであるコルチゾールの値は、一般的に、朝高く、午後になると低くなります。とくに、起床後30～45分にかけて50～60％も急激に増加するという報告もあります。コルチゾールは、コレステロールの濃度を高め、血圧の上昇を促します。また、睡眠中の水分不足を補うためにも朝起きたら常温の水をコップ1杯飲みましょう。冷水は、血圧を上昇させるため、注意が必要です。

■心臓に負担をかけない生活習慣■

◆生活のリズムを整え、
　自律神経の働きをよくする
◆精神的なストレスをためない生活
◆血圧を上げない工夫

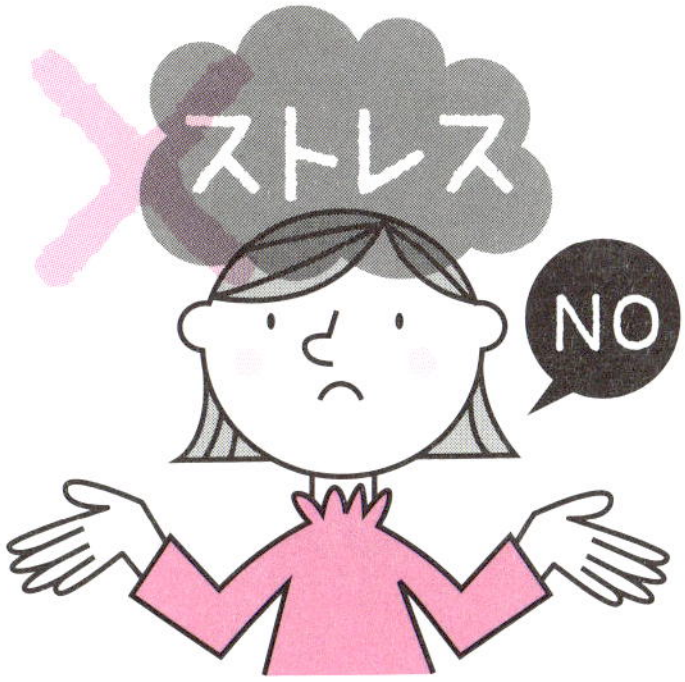

■心臓を守る一日の過ごし方■

朝	・目覚めたら、布団の中で軽く手足を動かす ・ゆっくりと起き上がる ・常温の水を飲む ・洗顔は温水を使う ・ゆっくりと朝食をとる ・トイレでいきみすぎない ・時間に追われてイライラしないよう ゆとりのある時間配分で行動する
昼	・ゆっくり昼食をとる ・時々休憩してリラックスする ・散歩や軽い運動で気分転換を図る
夜	・夕食は遅い時間にならないようにして、腹八分目にとどめる ・食後1～2時間休んでから入浴する ・長湯を避け、ぬるめの湯につかる ・日付が変わる前には就寝し、十分な睡眠をとる

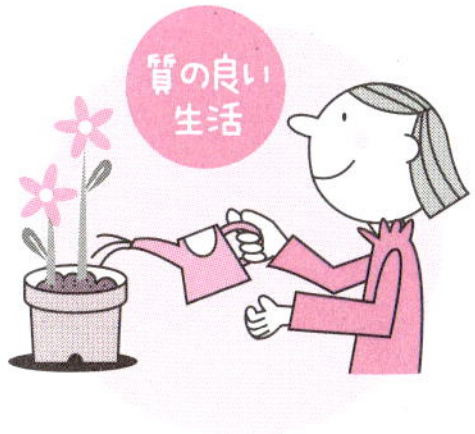

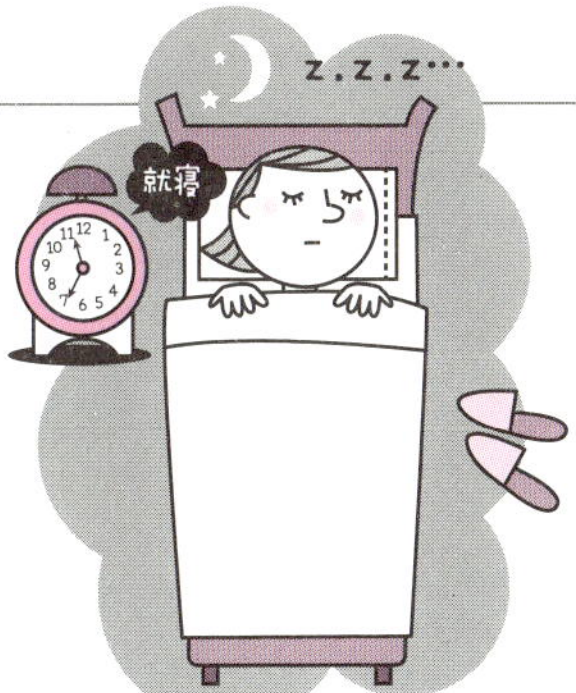

日常の心得

家事・外出・運転のときの注意点

腕や体に力を入れる仕事や水仕事に注意する

家事の中には、血圧が上がる場面が意外と多くあります。

寒い冬の間、炊事や洗濯をするときは、冷水を使わないようにしましょう。

伸び上がったりかがんだりして動くことも心臓に負担をかけます。草むしりはなるべくやめて、床や風呂の掃除などは、長い柄のついた道具を用いて、できるだけ上体を起こした姿勢で行いましょう。重い荷物を持ったり、力が必要な動作は周囲の人に手伝ってもらいましょう。

外出は、運動量と気温の変化に気をつける

散歩は運動療法として最適ですが、やりすぎはよくありません。外出する際は、翌日まで疲れが残らない範囲にとどめ、疲れたら休むことを心がけましょう。できるだけ荷物を軽くし、適切な速度で歩くことが大切です。また、気温の変化が激しい日は、外出を控えましょう。

性格的に心配性の人やイライラしやすい人は、運転を控えたほうがよいでしょう。とくに失神の経験がある人は医師の許可が必要です。

ここが大事!!

●運転が避けられない場合

運転中の発作は、取り返しのつかない事態を招くことが予想されるため、車の運転はできるだけ避けたほうが無難です。しかし、それでも運転する必要がある場合は、渋滞や長時間の運転に気をつけましょう。慣れない道も緊張して心拍数が上がるのでやめたほうがよいでしょう。また、高速道路は、一般道を走るよりも緊張感が高まります。アドレナリンやノルアドレナリンが増加して、不整脈を起こすことがあるので、避けましょう。

■ 家事や育児を行うときのポイント ■

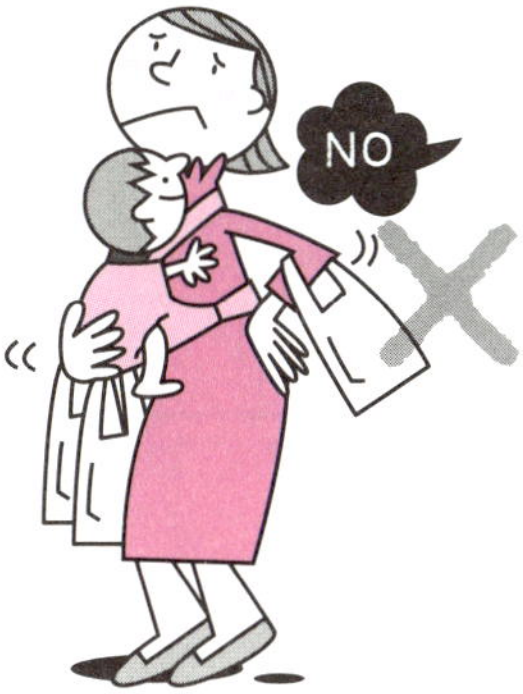

冬は水仕事をするときは冷たい水を使わない

動きが激しい子どもの相手は短時間にする

かがんだまま行う動作は避ける

重いものを持ったり腕や全身に力を入れる作業はしない

■ 外出時のポイント ■

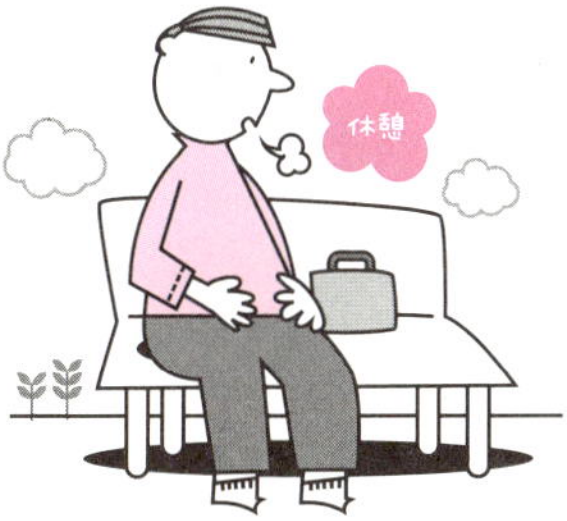

翌日に疲れが残らない範囲にとどめる

疲れたら休む

冬は防寒に気をつけ夏は脱水に注意

適度な速度で歩く

気温の変化が激しい日は外出を控える

荷物は軽くする

■ 運転をするときのポイント ■

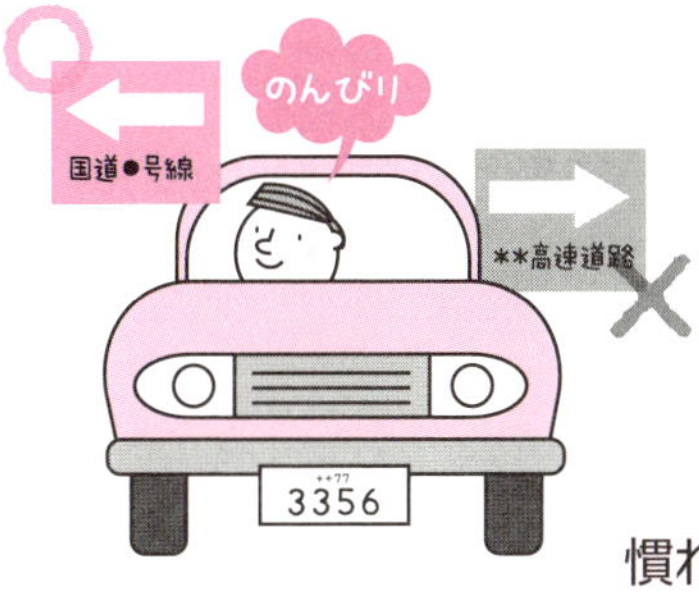

渋滞の時間を避ける

医師にまず相談してから

長時間の運転は避ける

こまめに休憩する

慣れない道は通らない

日常の心得

ペースを守って仕事に復帰する

満員電車を避け時間にゆとりをもって出勤

仕事に復帰すると、自分のペースだけで生活することが難しくなりますが、できるだけ規則正しい生活を心がけることが大切です。

朝は、時間にゆとりをもって起き、通勤時間も長めに見積もっておきましょう。ゆっくり歩いても間に合う時間に家を出て、階段を駆け上がらないようにします。

また、満員電車は心臓に負担をかけます。会社が遠い場合は、時差通勤を行って、座って行くとよいでしょう。

体と心の負担になりそうなストレスは回避する

仕事中はこまめに休憩をとり、リラックスする時間を設けましょう。動悸や息切れ、胸の痛み、冷や汗、吐き気などを少しでも感じたら、作業を中止します。

長時間労働や、残業、酒席のつき合いなども避けたほうがよいでしょう。

また、力仕事などをほかの人にお願いするだけでなく、スケジュールに追われたり、人間関係に悩むような、精神的ストレスが強い仕事も回避することが必要です。

ここが大事!!

●短時間労働から慣らしていく

復帰した直後は、体の状態に注意して働きましょう。

最初は1日2~3時間程度の労働にとどめ、徐々に8時間労働に慣らしていくようにしましょう。自宅勤務ができる場合は、できるだけ活用しましょう。

また、夜勤など勤務時間が不規則な職場や肉体労働がある場合、管理責任など重責を担う立場にある場合などは、しばらくほかの人に代わってもらったほうがよいでしょう。

■仕事復帰のポイント■

【通勤】

- 通勤時間を長めに見積もり、ゆとりをもって家を出る
- 焦ったり、急いだりして早足にならない
- 階段は駆け上がらない
- 満員電車を避ける
- 乗車時間が長い場合は座って行く

【仕事中】

- こまめに休憩をとる
- 動悸、息切れ、胸の痛み、冷や汗、吐き気、悪寒、圧迫感があるときは作業を中止し、主治医に連絡
- 昼食は急いで食べず、腹八分目にとどめる
- 食後は休憩する

【労働時間】

- 最初は、1日2～3時間の労働から8時間労働に徐々に慣らしていく
- 自宅勤務ができる場合は活用する
- 長時間労働、残業、酒席のつき合いはできるだけ避ける

【仕事の内容】

- スケジュールや人間関係など精神的ストレスは上手にやり過ごす
- 不規則な勤務時間、肉体労働、重責な立場の仕事は、ほかの人に代わってもらう

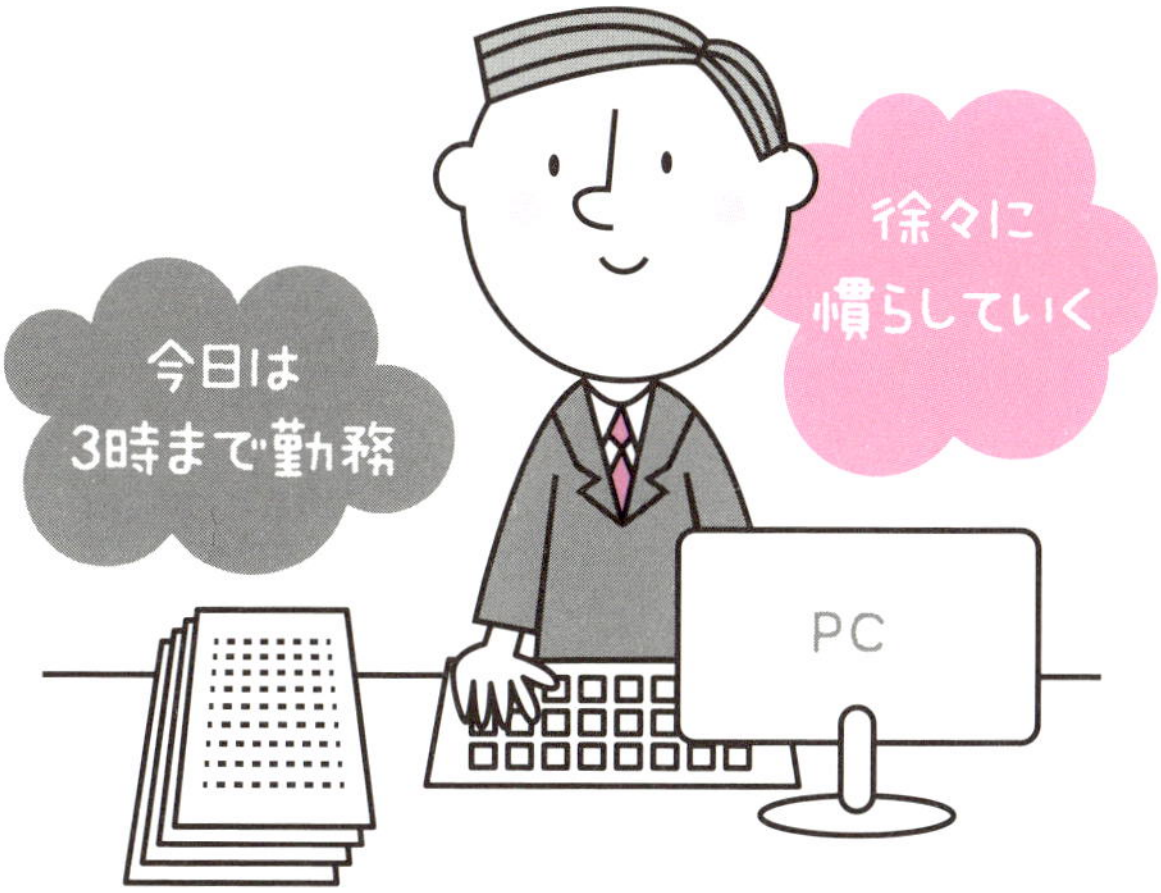
今日は
3時まで勤務
徐々に
慣らしていく
PC

日常の心得

入浴のときの注意点

ぬるめのお湯は副交感神経機能を高める

入る前には、浴室と脱衣所の室温を居室と同じくらいに設定し、服を脱ぐ前に、湯温をチェックします。

湯温は40度程度のぬるめにすると、副交感神経が刺激されて血管が開き、血圧が安定するだけでなく、内臓の血液循環もよくなって、疲労回復に効果があります。逆に、お湯が熱いと交感神経が刺激されて血圧が急に変動するので注意が必要です。

正しい入浴をすると血圧は下がります。食後や飲酒後は、血管が拡張して血圧が下がることが多いので入浴は要注意。とくに血圧を下げる薬を飲んでいる人は「酒＋入浴」は避けましょう。

洗い場で椅子を使うと心臓の負担が少ない

浴槽に入る前に心臓に遠い部分からかけ湯をしてから、胸のあたりまでつかります。体が冷える場合は、肩にタオルをかけましょう。首までつかると、水圧の影響で血圧が上昇します。

洗うとき、前かがみになると心臓に負担がかかるので注意しましょう。入浴の前後は水分補給を忘れずに。

ここが大事!!

●二重負荷に留意

入浴は自律神経を安定させる効果がありますが、食後や運動の直後に入ると、心臓に過大な負担をかけ、発作が起こりやすくなります。これを二重負荷といいます。食事、運動、入浴、排便などは、1つの動作だけでも心臓に負担がかかります。これらの動作を行ったあとは、少なくとも30分程度休んでから、次の動作を始めましょう。また、薬を飲む直前も、薬効が薄れていて発作が起こりやすいので、安静にしていましょう。

■入浴のときはここに注意■

食後1〜2時間
たってから入る

浴室と脱衣所の
室温を、居室と
同じくらいにする

服を脱ぐ前に
湯温を
チェックする

心臓に
遠いところから、
かけ湯をして
浴槽につかる

半身浴にして
肩にタオルを
かける

湯温は
ぬるめにし
長湯をしない

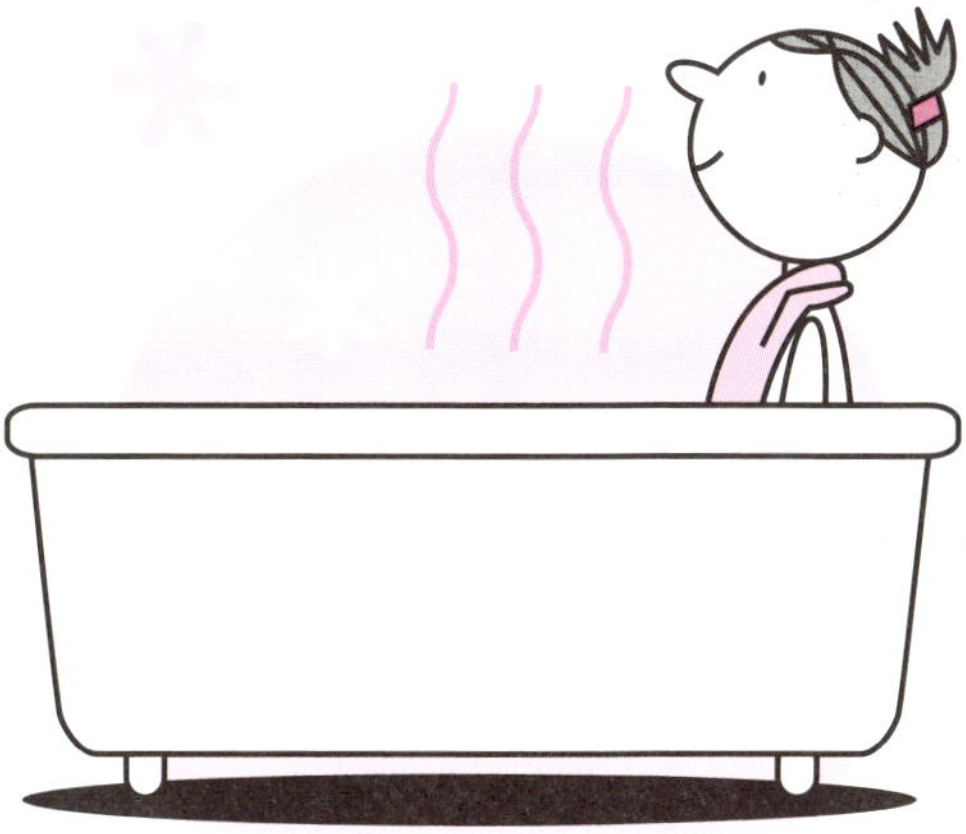

洗い場に
椅子を置き、
かがまずに
体を洗う

洗髪は、
前のめりに
ならないよう、
シャワーを使う

家族がときどき
声をかける

入浴の前後に
水分を補給する

日常の心得

暑い夏と寒い冬の安全な過ごし方

冬は、防寒対策で寒冷ストレスから体を守る

気温が低くなると、体にストレスがかかります。これが寒冷ストレスです。冬、暖かい部屋から屋外に出たときなど、ストレスによって血管が急激に収縮し、血圧が上昇します。

外出するときは、防寒対策を万全にし、ゆっくり動きましょう。

また、寒いからといって室温を高くしすぎると、外気との寒暖の差が激しすぎて、心臓に負担をかけることになります。適切な室温調整が大切です。

夏は、水分補給で心筋梗塞の発症を予防

夏も、冷房の効いた室内から猛暑の屋外へ出るときは、注意が必要です。近年、熱中症予防のために、エアコンの利用が推奨されていますが、適温を心がけましょう。

また、汗を大量にかくと脱水症状になり、血栓が生じやすくなります。心筋梗塞の発症を防止するために、こまめに水分補給しましょう。その際、体の塩分が失われることを心配する患者さんもいますが、安定した血圧のためには、塩分摂取は必要ありません。

ここが大事!!

●春や秋も安心できない

夏や秋に比べて、春や秋は過ごしやすい季節ですが、注意は必要です。とくに季節の変わり目は、1日の寒暖の差が激しく、午後出かけるときは暖かくても、夕方帰る頃には気温が下がっていることがあります。風が強いときは、体感温度も低くなります。また、天候不順で低気圧が近づくと、交感神経の働きが活発になり、血管を収縮させます。外出前には、天気予報をチェックし、脱ぎ着のしやすい服装で温度対策を図りましょう。

■暑い夏の安全な過ごし方■

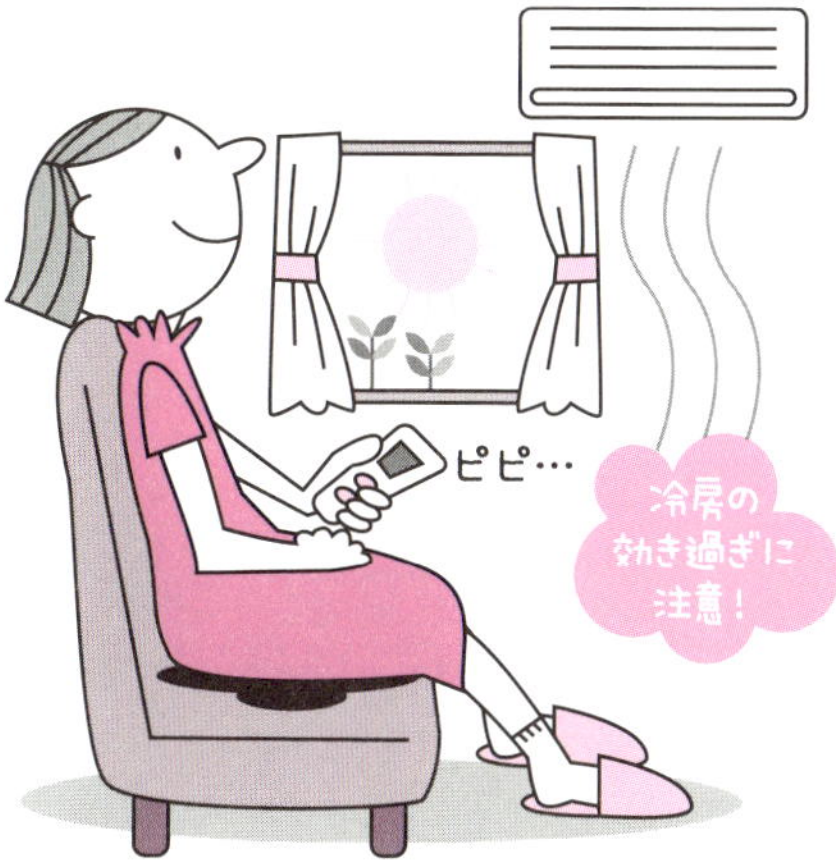

【室温調整】

・冷房の効きすぎに注意。急に暑い屋外に出ると心臓に負担がかかる
・猛暑のときは外出しない

【水分補給】

・脱水症状になると血栓ができやすくなり心筋梗塞の原因となる
・大量の汗をかいたとき以外は塩分の摂取は不要

■寒い冬の安全な過ごし方■

【水分補給】

・帽子、マフラー、手袋などで肌の露出部分を覆う
・脱ぎ着のしやすい服で屋内と屋外の寒暖差に備える

【室温調整】

・外気との寒暖差をできるだけ小さくするため室温を高くしすぎない

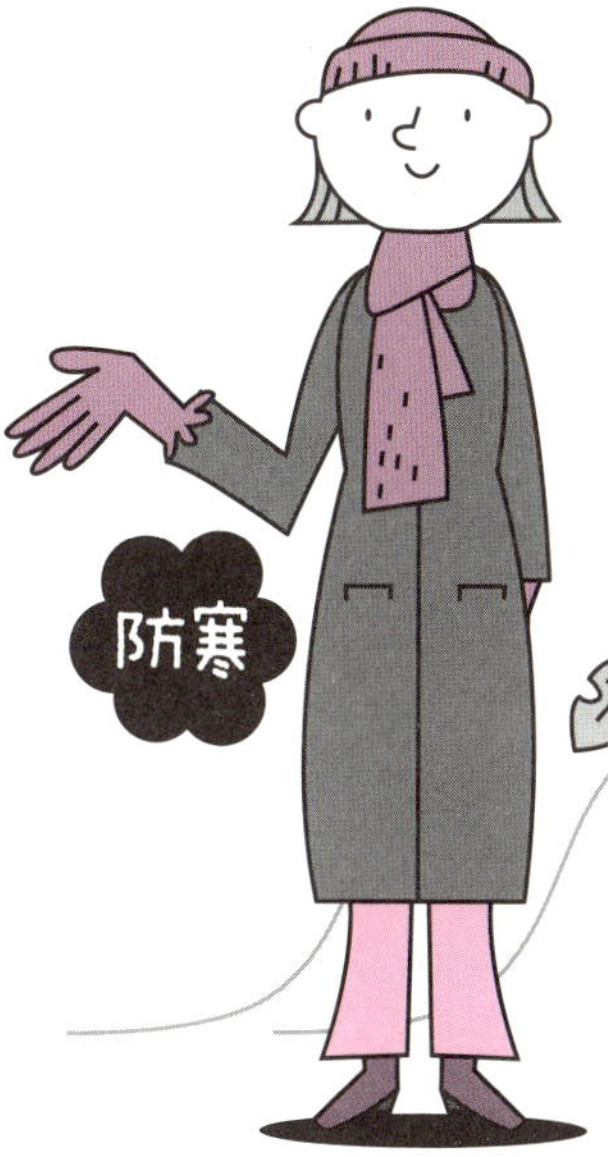

セックスでとくに注意したいこと

夫婦間のセックスなら一般的な運動と同じ

セックスをすると、血圧の上昇、心拍数の増加、心筋の収縮増強などが起こります。しかしこれは、運動によって生じる負荷と変わりません。

一般的に、夫婦間のセックスの場合、運動としての負荷は5～6METS（※）とされています。心肺運動負荷試験で7METS以上の運動ができるという結果が出た人にとっては、心配せずに性生活を営めます。

ただし、夫婦以外の場合や過剰な興奮を伴う行為の場合は、この限りではありません。

心臓の負荷を軽くして安全な性生活を楽しむ

性生活で注意が必要なのは、性行為以外で、すでに心臓に負荷がかかっている場合です。

多量の飲酒のあとや、疲労・ストレスがたまっているときは、控えたほうがよいでしょう。

また、冬は寒冷ストレスで血圧が上昇しがちなので、室温に注意しましょう。自律神経が不安定になっている早朝も、発症の危険性があるので控えましょう。

ここが大事!!

●勃起不全の場合の注意

狭心症の人で性行為に若干の不安を感じる場合は、あらかじめニトログリセリンなどの発作治療薬を服用しておくと、発作の予防になります。

ただし、バイアグラ、シアリス、レビトラなどの勃起不全治療薬は、絶対に使用しないこと。勃起不全治療薬は、ニトログリセリンと併用すると血圧が急降下し、大変危険です。

心臓病の薬の一部には、副作用として、勃起不全になることがあります。その場合は、医師に相談しましょう。

■より安全にセックスをするために■

夫婦間での性行為にとどめる

・夫婦以外で行ったり、過剰な興奮を伴う行為をすると、通常の運動としての負荷を超える

すでに心臓に負荷がかかっている場合は、行為を控える

・多量の飲酒後
・疲労、ストレスがたまっているとき

環境を整える

・冬、室温が低いとそれだけで血圧が上昇するため、室温の管理を行う
・行為のあとは水分をとる

早朝は行わない

・自律神経が不安定になっていて発症の危険性がある
・起床後１時間程度は、ストレスホルモンの値が高く、それだけでも発症のリスクを伴う

勃起不全治療薬は使用しない

・ニトログリセリンなどの硝酸薬と併用すると大変危険

※MET（s）（メット、メッツ）……代謝当量のことで、安静座位でのエネルギー所要量（酸素摂取量として3.5mℓ/分/kg）です。運動したときに、この何倍のエネルギーを使うかで運動の強さを表します。

●5~6MET（セックスと同程度）＝早いテンポのダンス、サイクリング、エアロビクス、バドミントンなど

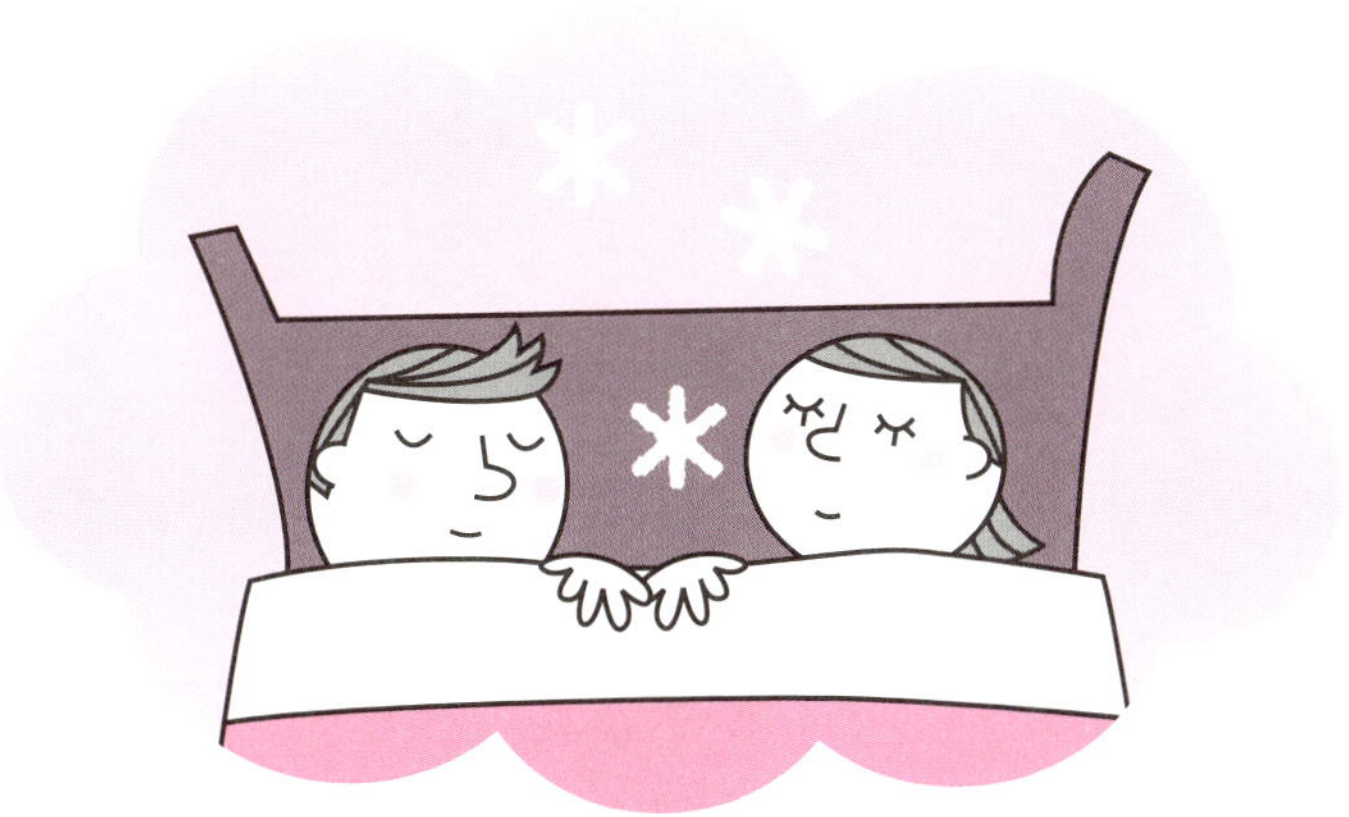

日常の心得

旅行で気をつけたいこと

ロングフライト血栓症（エコノミー症候群）に注意

旅行は、日ごろのストレスから開放されるよい機会です。最初は多少の不安もあるかと思いますが、注意しながら楽しみましょう。

長時間の移動になる場合は、車内や飛行機の中を歩いたり、屈伸運動などをして適度に動きましょう。同じ姿勢で2時間も座ったままだと、血栓ができやすくなります。座っているとき、足を組まないことも大切です。

また、ゆったりした服を着用し、アルコールは脱水になるので避け、カフェインを含まない水分をこまめに摂取しましょう。

ゆとりのあるスケジュールを心がける

団体旅行は、スケジュールがつまっていたり、ほかの参加者への気づかいでストレスがたまることがあります。疲れたと思ったら、無理をせずホテルやバスの中で休憩しましょう。

旅先での食事は、つい食べ過ぎてしまいがちですが、脂分や塩分の多いもの、血糖値を上げる食べ物は、少量にしておきましょう。十分に睡眠をとることも大事です。

ここが大事!!

●海外旅行だからこその準備

海外旅行の場合、日本と勝手が違い、緊張感も強くなるため事前の準備が大事です。

出発前に医師に相談し、薬を余分に用意します。衛生面が気になる国なら、感染症対策も行ってください。病名や服用中の薬のリスト、既往症、アレルギーの有無などを英文で書いた診断書も用意しましょう。また、プロペラ機での移動は、気圧が安定しないため避けましょう。ペースメーカを使用している人は、事前に係員に説明してください。

旅行を安全に楽しむポイント

【移動中】

・長時間移動のときは適度に動く
・座っているときは足を組まない
・体を締めつけない服装にする
・アルコールは避け、カフェインを含まない水分を摂取する
・不自然な姿勢で寝てしまわないよう、睡眠薬は使用しない

【温泉】

・入浴は１日２回程度にし、長湯をしない
・熱いお湯や、冬の露天風呂には入らない
・湯冷めに注意する

【食事】

・脂分や塩分の多いもの、血糖値を上げる食べ物は少なめにする
・ゆっくり食べる

【観光中】

・ゆとりのあるスケジュールを心がける
・周囲への気づかいで疲れたときは団体行動を離れて休憩する
・夜の観光などは避け、十分な睡眠時間を確保する
・荷物を軽くする
・薬は多めに持参し、携帯する

【海外旅行】

・事前に医師に相談する
・薬を多めに持参する
・感染症対策を行う
・英文の診断書（国際標準英文診断書（※））や飲んでいる薬のリストを準備する
・プロペラ機には乗らない
・ペースメーカを使用している場合は、係員に申し出る

※かかりつけ医に診断書の作成を依頼し、翻訳版は旅行会社に相談を

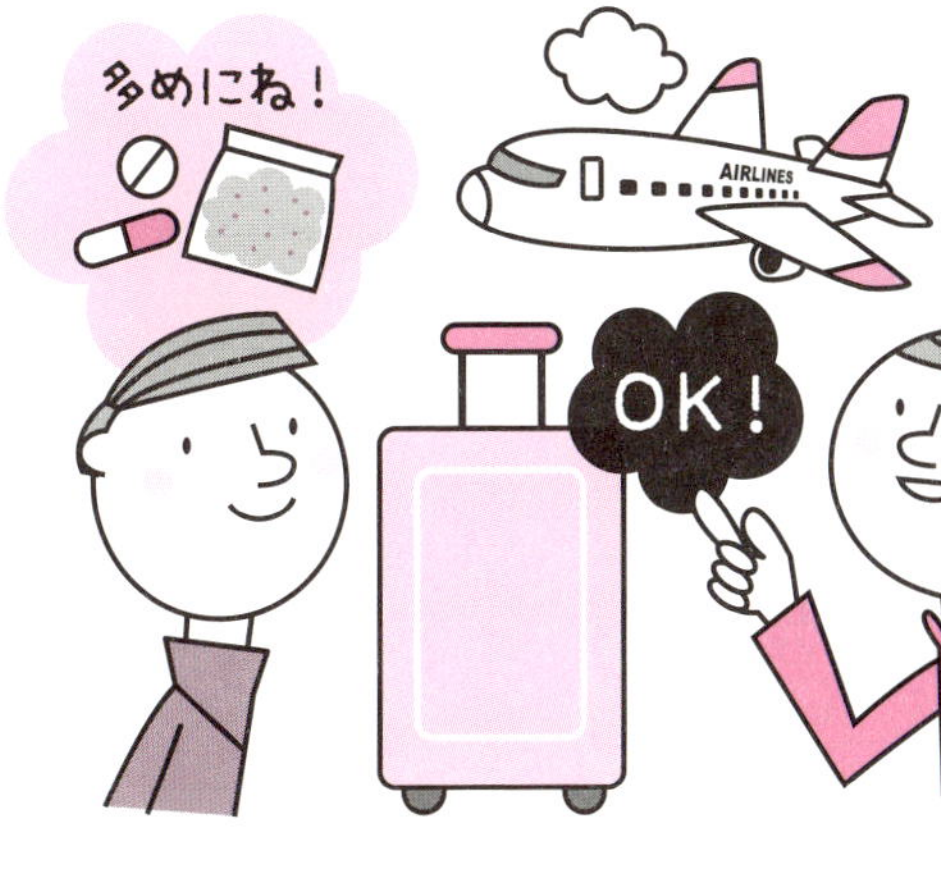

睡眠

快適な睡眠は再発を予防する

睡眠不足は、自律神経のバランスを崩す

睡眠には、自律神経のバランスを整える働きがあります。

通常、ノンレム睡眠に入ると副交感神経が優位になり、血圧がしだいに下降して、深夜2～4時ごろには最も低くなります。それとともに心拍数や呼吸数が減少して、体が休息状態に入ります。

睡眠不足になると、こうした自律神経のバランスが乱れ、血圧が変動するため、不整脈や狭心症の発作が起こりやすくなります。

睡眠時に分泌される成長ホルモンの作用

また、睡眠とともに分泌される成長ホルモンには、代謝を促進したり、血糖値を一定に保つ作用があります。昼間、高い血圧によって傷ついた血管も、成長ホルモンによって修復されます。

睡眠不足によってホルモンの分泌に影響があると、高血糖や脂質異常を起こすことがあります。

さらに、睡眠には、免疫力を高める効果があります。免疫力を回復するためにも、十分な睡眠が必要です。

ここが大事!!

●睡眠と成長ホルモンの関係

入眠すると、始めに眠りが深いノンレム睡眠の状態になり、次に眠りが浅いレム睡眠が訪れます。そして、90分くらいのサイクルで、一晩のうちに4～5回くり返されます。成長ホルモンは、この入眠直後のノンレム睡眠のときに大量に分泌されます。

夕食時間が夜遅く、食べてすぐに寝るような生活では、成長ホルモンの分泌機能がうまく働かないことがあります。夕食は、就寝の4時間前には済ませるようにしましょう。

■睡眠の大事な役割■

自律神経のバランスを整える

ノンレム睡眠時は副交感神経が優位になり、血圧が低下して、心拍数や呼吸数が減少する

→ 睡眠不足になると…
不整脈や狭心症の発作が起こりやすくなる

成長ホルモンを分泌する

代謝の促進により、傷ついた血管が修復されたり、血糖値を一定に保つ作用がある

→ 睡眠不足になると…
高血糖や脂質異常になりやすくなる

免疫力を高める効果がある

病気によって低下した免疫力を回復して病状の悪化を防ぐ作用がある

→ 睡眠不足になると…
病気が治りにくく悪化することもある

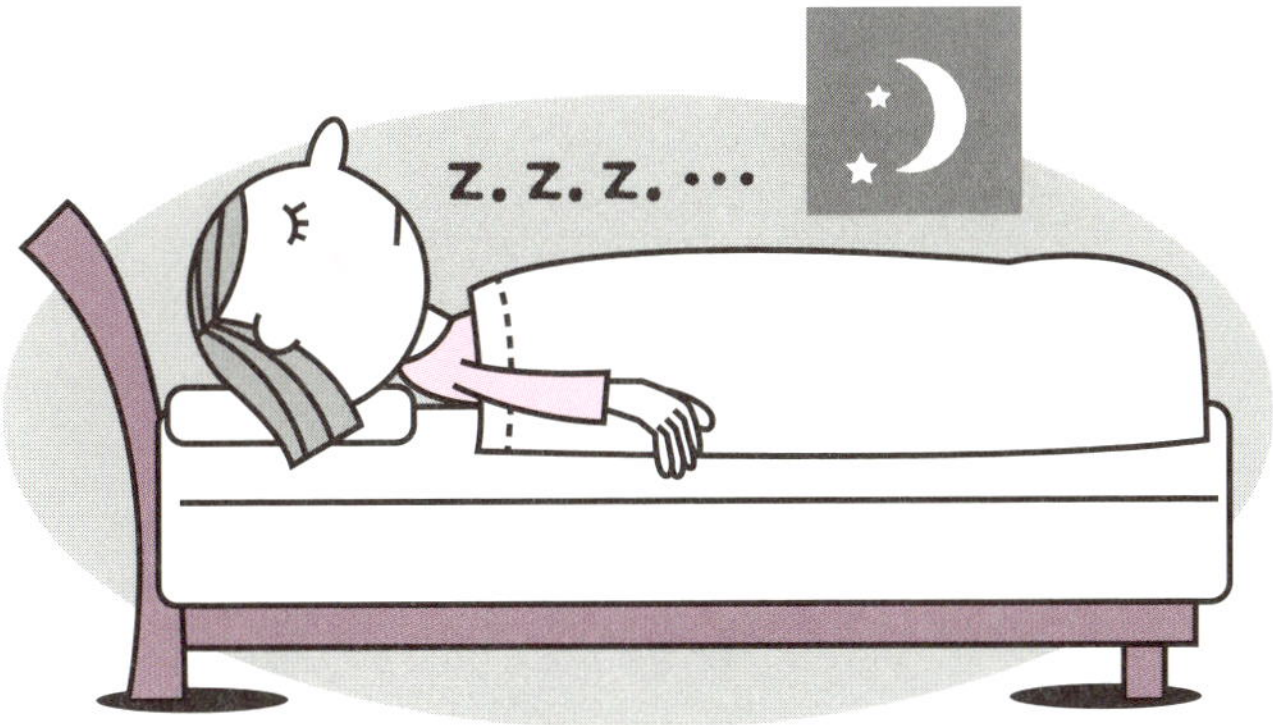

不眠はこのようにして防ごう

規則正しい生活が不眠解消の基本

良質な睡眠を得るための基本は、規則正しい生活です。

早寝早起きをし、日中は適度に体を動かす。深酒をせず、夕食を早めに済ませて、就寝1時間前にはぬるめのお湯につかってリラックスする。この生活リズムを体が覚えれば、夜自然に眠くなります。

それでも寝つきが悪い場合は、起床時間をいつもより少し早くしてみましょう。

眠気は、脳内に睡眠物質が蓄積することで起こります。睡眠物質は、網膜が光を感じてから15時間くらいして分泌されるため、早く起きれば、その分早く眠くなります。

睡眠時の環境づくりで良質な睡眠を得る

睡眠時の環境を整えることも、不眠を防ぐのに役立ちます。

光や物音を遮断し、吸湿性が高くゆったりとした寝巻を着用しましょう。掛け布団は軽いほうが心臓への負担も少なくなります。

また、就寝前は、マッサージなどでリラックスしましょう。

ここが大事!!

●不眠の原因がストレスなら

病気になると、それ自体が不安や悩みの原因になります。

生活習慣を改善しても、病気や仕事、経済的なことなどが心配で、不眠になる場合もあるでしょう。

そのようなときは、1人で不安を抱えず、誰かに話を聞いてもらいましょう。愚痴をこぼすだけでも気が晴れることもあります。

また、心臓リハビリテーションのカウンセリングを活用したり、臨床心理士や精神科医に相談してみましょう。

■良質な睡眠を得るポイント■

日常の生活は…

早寝早起きを心がける

起床したら、まず光を浴びる

適度に体を動かす

深酒をしない

就寝前は…

夕食は、就寝の
4時間前までに済ませる

就寝1時間くらい前に、
ぬるめのお湯につかる

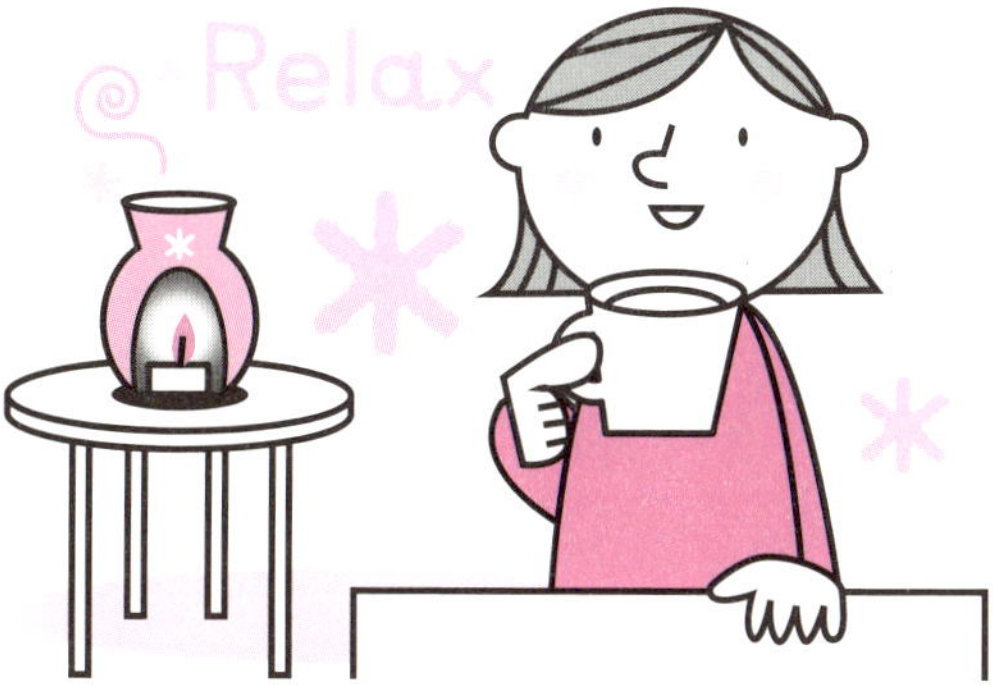

睡眠時の環境は…

光や物音を遮断する

掛け布団は軽いものにする

なるべく薄着で吸湿性が高く
ゆったりした寝巻を着る

自分に合った枕を使う

薬の飲み方

心臓病で用いられる薬

症状や体質によって薬の組合せは多種多様

心臓病の薬は、治療の目的に合わせて処方されます。

発作の予防を目的とする薬、現在の症状を軽くするための薬、心臓の負担を軽くする薬、心臓の働きを強くするための薬、虚血性《きょけつせい》心疾患を起こしやすくする高血圧や脂質異常症《ししついじょうしょう》を改善するための薬などです。

これらの薬には、1種類で複数の作用をもつものが多く、症状や体質によって、処方される薬の種類や組合せが異なります。つまり、患者さん1人ひとりに合わせているので、薬の目的を理解し、医師の指示通りに服用することが大切です。

薬の作用を理解して指示通りに服用しよう

心臓病の薬を主な作用別に分類すると、血管を広げて発作をおさえる血管拡張薬、血栓ができるのを防ぐ抗血小板薬や抗凝《こうぎょう》固《こ》薬《やく》、脂質異常症治療薬、不整脈を抑える抗不整脈薬、血圧を下げて心臓の負担を軽くする降圧薬、心臓の収縮力を強くする強心薬、体内の不要な水分や塩分を排出する利尿薬などがあります。

ここが大事!!

●お薬手帳を携帯する

処方された薬は、「お薬手帳」に記載されます。常に携帯し、緊急時の処置や、歯科治療などほかの病気で受診のときに、医師に説明しましょう。その際、アレルギーについて記入したメモを一緒に見せるとよいでしょう。また、薬が切れる前に、必ず外来を訪れましょう。

処方された薬の組合せは、患者さんによって異なります。同じ病気だからといって、他人にあげたり、もらって飲むことは絶対にいけません。

■心臓・血管の病気の主な治療薬■

主な作用	種類	薬の一般名
血管を拡張して狭心症の発作を鎮めたり予防したりする	硝酸薬	イソソルビドー硝酸塩／ニトログリセリン
	冠血管拡張薬	ニコランジル
血栓ができるのを防ぎ、心筋梗塞などを起こりにくくする	抗血小板薬	アスピリン／EPA／クロピドグレル／シロスタゾール
	抗凝固薬	ダビガトラン／ワルファリン
血圧を下げる効果があり、心臓病の治療にも役立つ	ACE阻害薬	アラセプリル／イミダプリル／エナラプリル／トランドラプリル／ペリンドプリル／リシノプリル
	ARB	イルベサルタン／オルメサルタン／バルサルタン／ロサルタンカリウム／テルミサルタン
	β遮断薬	アテノロール／カルベジロール／ビソプロロール／プロプラノロール／メトプロロール
	サイアザイド系利尿薬	トリクロルメチアジド／ヒドロクロロチアジド
	ループ利尿薬	トラセミド／フロセミド
	抗アルドステロン薬	スピロノラクトン／エプレレノン
	カルシウム拮抗薬	アムロジピン／ニカルジピン／ベラパミル／シルニジピン
心臓の収縮力を増大させ、弱った心臓の働きを正常にする	強心薬	ピモベンダン／デノパミン
	ジギタリス製剤	ジゴキシン／メチルジゴキシン

薬の飲み方と管理のしかた

飲み忘れてもまとめて服用しない

心臓病の薬を服用する際は、とくに注意しなければならないことがあります。

抗凝固薬《こうぎょうこやく》のワルファリンは、ビタミンKの入った薬を併用すると作用を弱めます。納豆、クロレラ、青汁などにもビタミンKが多く含まれているため、摂取しないようにしてください。

飲み忘れても、半日以内なら早めに服用しましょう。半日以上経っている場合は、1回抜いて次回から指示通りに飲みましょう。抗凝固薬は1日以内なら服用します。

降圧薬は、必ずしも食後に服用する必要はありません。食事が不規則な人は、毎日の服用時間を決め、1日の服用回数を守りましょう。

ニトログリセリンは保管方法に注意

頓用《とんよう》（※）のニトログリセリンには、舌の下で溶かす錠剤と、口の中に噴霧する薬があります。硝酸薬《しょうさんやく》は、まれに血圧が下がり過ぎることがあるので、座って服用しましょう。ニトログリセリン錠は効果がなくなりやすいので、ビンに入れたまま密封して携帯を。

ここが大事!!

●服薬が危険な場合がある

薬には、服用してはいけないケースがあります。

①特定の病気や病歴がある場合

②飲み合わせの悪い薬を服用している場合

③特定の薬、および同系の薬に対するアレルギーや過敏症がある場合

④妊娠中およびその可能性がある場合です。

これらのケースにあてはまる場合は、受診の際に必ず医師に伝えてください。

※**頓用**……症状によって必要なときに専用の薬を服用すること

■薬は正しく使いましょう■

ワルファリン（抗凝固薬）

・痛み止めや抗生剤など、薬どうしの作用がある。新たに薬を飲むときは医師や薬剤師にワルファリンを飲んでいることを告げ、必ず相談する
・納豆、クロレラ、青汁などビタミンKが多量に含まれる食物は絶対に摂取しない
・飲み忘れた場合、1日以内ならなるべく早めに飲む。1日以上経っていたら、次の日は1.5倍飲む
・出血すると止まりにくいため、日常生活での出血に注意する
・とくに消化管出血はわかりにくいので、便の色（黒色便）に注意

降圧薬

・必ずしも食後に服用しなくてもよい
・服用時間を決め、1日の服用回数を守る
・血圧が正常化して、服用を続ける

ニトログリセリン（硝酸薬）スプレー、舌下錠

・まれに血圧が下がり過ぎることがあるので使ったら15分ほど座って休む
・舌下錠は、飲み込むと効果がなくなるため舌の下で溶かして、舌の静脈や口腔粘膜から直接吸収させる
・めまいを起こしたり反射運動能力が低下することがあるので15分ほど自動車の運転は避ける
・バイアグラなどの勃起不全治療薬は絶対に使用しない
・錠剤は、ビンに入れたまま密封して携帯する
（ニトロペン＝舌下錠は包装をあけていなければ可）
・硝酸薬を使用した日時や状況をメモしておく
・使用期限に注意する

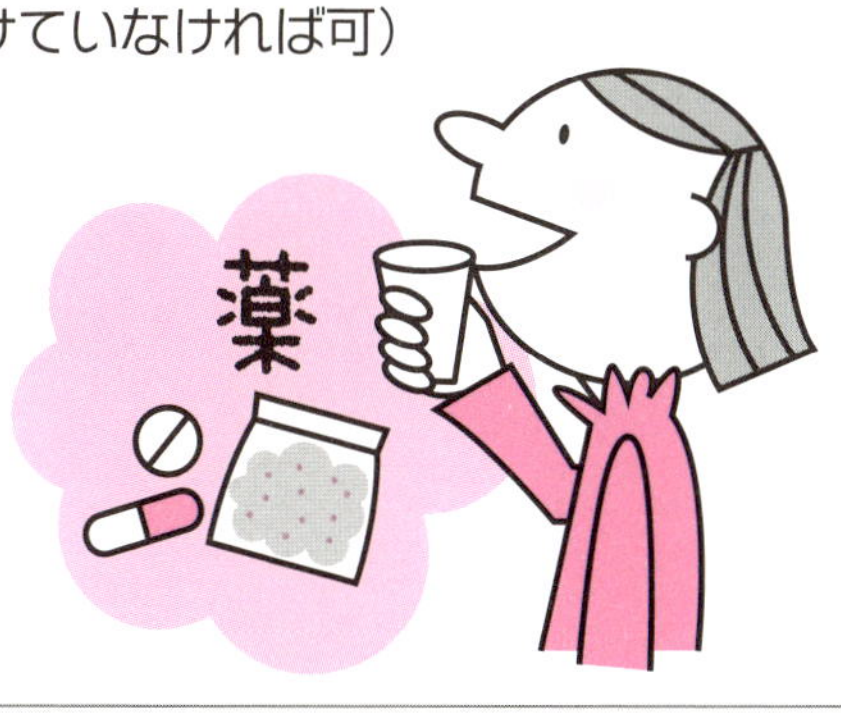

C O L U M N

虚血性心疾患の一次予防の運動

狭心症や心筋梗塞などの虚血性心疾患では再発を防ぐ二次予防だけではなく一次予防でも、有酸素運動が良いとされています。具体的には少し汗をかき、息が上がらず会話をしながら実施できる程度の運動が適しています。日米欧のガイドラインでは「中等度の強度の運動を1日30～60分、できれば毎日継続する」ことが求められています。

中等度の運動とは何時間でも続けられる「時速4.5～6.5kmの速足歩き」「ゆっくり泳ぐ水泳」「軽い自転車こぎ」などです。必要な運動の強さを正確に知るには心肺運動負荷試験を受けて、運動処方箋をもらうと安心です。

●運動のめやす

軽い運動	ゆっくりした歩行（時速1.5～3km） ストレッチ体操、ヨガ（ホットヨガは避ける） ゴルフ（カート使用）
中等度の運動	時速4.5～6.5kmの速足歩き、エアロビクス 軽い水泳（遠泳のペース） 平地を歩くゴルフ
激しい運動	坂道歩行、走行、サイクリング 水泳（クロール） ラケット競技（テニスなど）

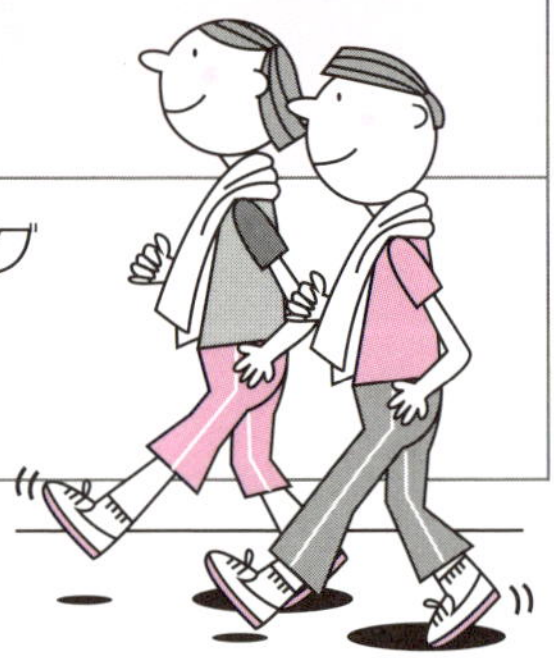

第4章

心臓に良い食生活のしかた

心臓を守る食生活の基本

肥満改善の食事療法で心臓病のリスクを減らす

心臓病を誘発する高血圧や脂質異常症、糖尿病に共通する要因が、肥満です。

肥満の人は、体を動かすときの運動量が多くなり、その分、多量の血液を全身に送らなければならなくなるため、心臓の負担が大きくなります。

加えて、内臓の周囲に脂肪がつくメタボリックシンドロームが進行すると、狭心症や心筋梗塞《しんきんこうそく》などの虚血性心疾患のリスクが高くなります。

内臓脂肪を減少させ、肥満を解消するには、食生活の改善が大切です。

1日のエネルギー摂取量を抑えることから始める

食生活の基本は、バランス良く、適量を食べることです。

まず、自分の適正体重を知り、その体重に近づけるために必要な1日のエネルギー摂取量を求めましょう。

そして、脂肪や塩分の摂りすぎに注意し、食物繊維、ビタミン、ミネラルを多く含むメニューを心がけます。

食後の血糖値を急激に上げないためには、**複合糖質**《ふくごうとうしつ》が含まれる穀類などから糖質を摂取することも大切です。

ここが大事!!

●複合糖質と単純糖質

糖質には、砂糖などの単純糖質と、米や麦、トウモロコシなど炭水化物がたんぱく質や脂質と結合した複合糖質があります。糖質エネルギーは、最も多量に必要とされる栄養素ですが、摂り過ぎると高血糖になり、動脈硬化を促進しやすくなるので注意が必要です。

複合糖質は、単純糖質に比べ消化吸収が遅く、とくに精製度が低い玄米や胚芽米、全粒粉は、白米や製粉した小麦粉より血糖値が上がりにくいので、積極的に活用しましょう。

1日のエネルギー摂取量のめやす

①適正体重を求める

適正体重(kg) ＝ 身長(m) × 身長(m) × 22(BMIの標準値)

②1日のエネルギー摂取量を求める

1日のエネルギー摂取量(kcal) ＝ 適正体重(kg) × 身体活動量(kcal/kg)

必要なエネルギー量は、身体活動の程度によって異なる

軽い仕事(デスクワークが主な場合、主婦など)	25~30kal/kg
中等度の仕事(立ち仕事や外回りが多い場合)	30~35kal/kg
重い仕事(力仕事が多い場合)	35~40kal/kg

心臓を守る食事の基本

- 糖質エネルギーは、総エネルギーの50%以上
- 脂肪エネルギーは、総エネルギーの20~25%
- 脂肪酸の摂取バランスに注意する
  飽和脂肪酸：一価飽和脂肪酸：多価飽和脂肪酸＝3：4：4
  n-6系不飽和脂肪酸：n-3系不飽和脂肪酸＝3~4：1
- 食物繊維は、1日20~25g
- 食塩摂取は、1日10g未満（高血圧合併時は1日6g未満）
- 抗酸化物質を摂取
  （ビタミンE・C、カロテノイド、ポリフェノール）
- ホモシステインを減らす
  （葉酸、ビタミンB2・B6・B12はホモシステイン値を低下させる）
- ミネラルを不足なく摂取
  （カルシウム、カリウム、マグネシウム、セレン）

出典：「虚血性心疾患の一次予防ガイドライン（栄養）」（日本循環器学会）より

水分管理を行う

適切な食事と水分補給で良質な血液と血管をつくる

動脈硬化の原因となる「**高血圧**」「**脂質異常症**」「**糖尿病**」は、運動不足で発症しますが、食事も重要です。

血管への酸化ストレスを減らし、血管を弾力性のある状態にすることと、血中のコレステロールや糖分を適正な量に保ち、流れやすい血液の状態にすることが大切です。

血管を強くし、良質な血液を保持するためには、バランスのよい食事はもちろん、適度な水分補給で、体内の水分量を維持することも欠かせません。

こまめな水分補給でドロドロ血液を予防する

水分補給は、運動や入浴の前後だけでなく、こまめに行うことが大事です。就寝前や起床後にもコップ一杯の水を飲み、水分補給ができない時間を、できるだけ短くしましょう。

1回に200㎖をめやすとし、7〜8回に分けて、1日1・5ℓくらいの水を飲むとよいでしょう。その際、体を冷やさないよう、常温の水にします。

なお、心不全やその傾向がある人は、水分制限が必要な場合があるので、医師の指導に従ってください。

ここが大事!!

●**心不全の場合の水分管理**

心不全になると、心臓のポンプ機能が衰え、心臓に血液がもどりにくくなるため、体の末梢部分や臓器に水分がたまりやすくなります。

この状態でさらに水分を摂取すると、ますます心臓に負担をかけることになります。

患者さんの体重にもよりますが、症状が中程度の場合、飲料水のほかみそ汁や果物などの水分も含め、1日1000〜1250㎖に、重度になると、800㎖以内に制限する必要があるといわれています。

■水分摂取のポイント■

1日に1.5ℓくらいの水を
7~8回に分けて飲む

1回に飲む量は、
200mℓ程度にする

体を冷やさないよう、
常温の水を飲む

1度に流し込まず、ひと口ずつ
噛むようにして飲む

こまめな水分補給を心がける

運動や入浴など、水分が
排出する前後には水分を摂る

体内の水分が減少すると、血液が濃縮され、流れにくくなる
良質な血液を保持するために、適切な水分管理が大切

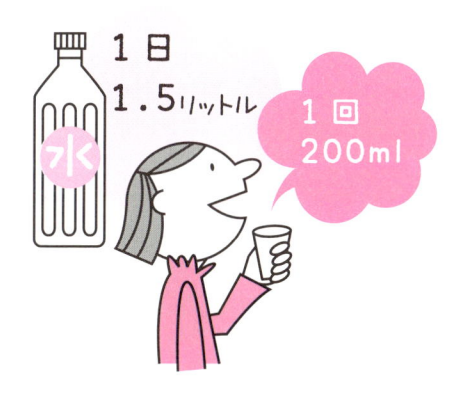

睡眠などで長時間水分が
補給できない場合は、
就寝前、起床後に摂取する

大量に汗をかいたとき以外は、
ナトリウムの入ったスポーツ
ドリンクなどの飲み物は避ける

暑さで大量の汗をかくような
場合は、水分摂取で排出分を
補おうとせず、エアコンなどを
利用して体温調節を行う

ミネラルウォーターは
吸収に時間がかかるため、
30分以上時間をあける

心不全やその傾向がある人は、
医師の指示に従う

食事の実際

いままでの食べ方をこのように変える

正しい食習慣が心臓の負担を軽減する

これまで、時間がないからと朝食を抜くことが習慣になってしまったり、朝食や昼食で満たせなかった食事の楽しみを夕食で満たそうと、夜遅くにボリュームのある食事をすることなどなかったでしょうか。

そうした食習慣の1つひとつが、心臓に負担をかける肥満の元になっているのです。

朝食を抜くと空腹感が強くなり、昼食につい食べ過ぎてしまいます。また、食後の活動量が少ないのに、夕食に大量のエネルギーを摂取すれば、余った分が脂肪として蓄積されたり、中性脂肪に合成されたりします。

朝はしっかり、夜は軽めの食事にする

食事は、1日3食きちんととることを心がけましょう。朝食をしっかりとって、夕食を軽めにできると理想的です。昼食と夕食が外食になる人は、朝食で野菜を摂取しましょう。

食事を始めて15～20分くらい経つと、満腹中枢《ちゅうすう》が刺激されて、脳が食事をやめるよう指令を出します。早食いの人は、ゆっくり食べましょう。

ここが大事!!

●高血糖が体におよぼす影響

食事を抜いたり間食したりすると、次の食後の血糖値が高くなったり、血糖値が下がりにくくなります。

高血糖の状態が続くと、糖尿病を引き起こすだけでなく、余分な血糖が血管を傷つけて動脈硬化を起こしたり、血中に多量のインスリンがあることで、血管に水分がたまりやすくなり、血圧が上昇します。

また、血糖値の上昇・下降とともに感じる満腹感・空腹感が得られず食べ過ぎる結果、肥満になりやすくなります。

■これまでの食習慣を見直そう■

血糖値のコントロールを上手に行うために…

◆１日３食きちんととる
◆間食や甘い飲料は控える。飲食するときは、１日のエネルギー摂取量の中に加える

肥満防止のために…

◆１日の活動量に合わせて、朝食はしっかり、夕食は軽めにする
◆就寝の２時間前には、夕食を済ませる
◆ゆっくり噛んで食べる
◆野菜や汁ものから食べる
◆主食の量を減らし、腹八分目の食事量にする
◆大皿に盛られた料理は、１人前だけ別皿に取り分ける
◆カロリーだけを気にして、極端な食事制限をしない
◆買い置きをしない

バランスのよい食事をとるために…

◆昼食・夕食が外食になる人は、朝食で野菜を多めにとる
◆油を用いた料理は、１日１品にする

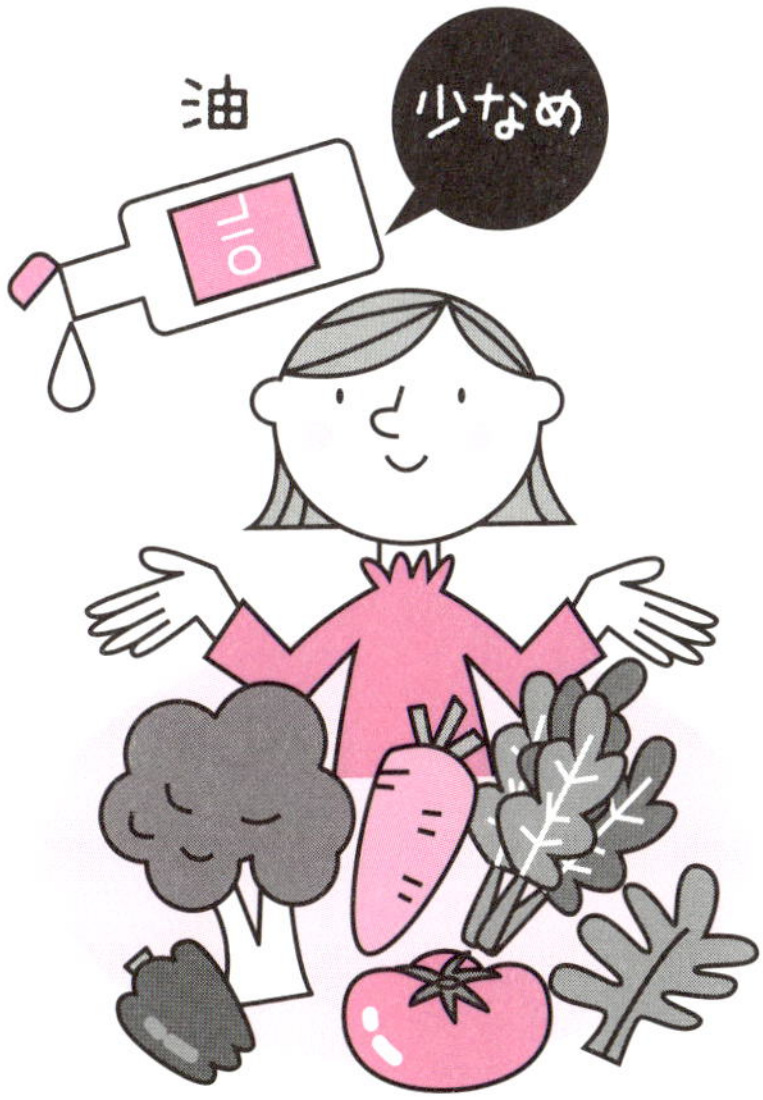

食事の実際

調理法やメニューを工夫する

脂質と塩分を減らして、薄味の料理に慣れる

心疾患の再発予防に欠かせないのが、脂質と塩分の制限です。

脂質を過剰に摂取すると、血中のコレステロール値が上昇します。また、塩分を取り過ぎて血中のナトリウム濃度が高くなると、細胞の浸透圧を正常に保とうとして体内に水分がたまり、血液量が増加して、血圧の上昇をまねきます。

これまで、味つけの濃い料理や油を多量に使った料理を好んできた人は、薄味でもおいしいと感じる料理に慣れていきましょう。

はじめは物足りないと感じても、調理の仕方しだいで満足感が得られるようになります。

脂を落とす調理法と酸味や辛みを生かした料理

脂質を減らすには、肉より魚料理を増やし、蒸す・ゆでる・焼くなどの調理法で、余分な脂を落とします。

減塩には、だしを濃いめにとったりエビや椎茸などうま味の出る食材を使いましょう。酢や柑橘類の酸味、山椒や唐辛子などの辛み、ハーブなどの香を取り入れても、塩分を減らせます。

ここが大事!!

●多量に摂取している塩分

現在、日本人の塩分摂取量は、平均で1日10～12gといわれています。

しかし、厚生労働省の「日本人の食事摂取基準」（2010年版）によれば、その目標量は、成人男性9g未満、成人女性7.5g未満となっています。さらに、高血圧やその予備軍の場合は、日本高血圧学会ガイドラインにより6g未満にすることが勧められています。塩や醤油などの調味料以外に含まれる加工食品にも注意して調理しましょう。

■こんな方法で塩分を減らそう!!■

調理の直前に
味つけをすることで、
塩分がしみ込む量を減らす

みそ汁は具を多くして
汁を少なめにする

煮物は甘味を強くすると
塩分も強くしてしまうので
甘味も控える

煮物は何度も火を通すと
味が濃くなるので、
1回に食べきる分だけつくる

カリウムを多く含む
野菜、海藻《かいそう》、果物などを一緒に
摂ると、ナトリウムが排出される

塩分の多い食品を控える

昆布やかつおで
だしを濃いめにとる

新鮮な素材を使うことで
素材の味を生かす

酸味（酢、柑橘類など）や
辛み（山椒、唐辛子など）、
ハーブの香などを味つけに使う

うま味の出る
食材（エビ、椎茸など）や、
香味野菜（にんじん、玉ねぎなど）を
使って塩分を控える

焼いてから煮ると
素材の風味が増す

醤油やソースはかけずにつける

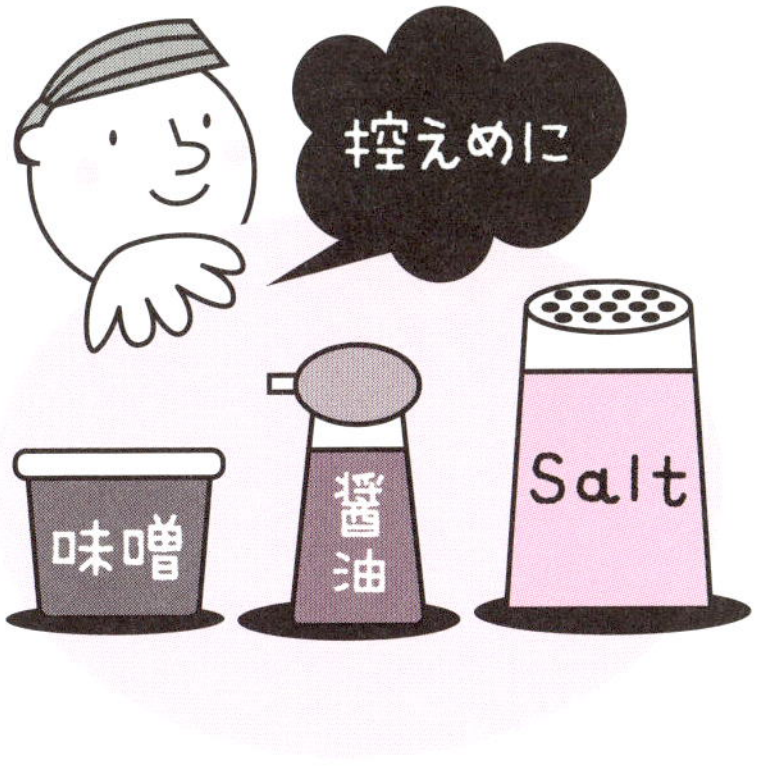

食事の実際

家族で食事するときのポイント

家族の協力で無理のない食事療法を行う

食生活の改善は、家族の協力なしには行えません。

しかし、小さな子どもや食欲旺盛な若者がいる家庭など、同居する人数が多いと、患者さんに合わせた料理に不満がでることも多いでしょう。だからといって、患者さんだけ別メニューにすれば、患者さんは、これまで好んできた料理を、家族が同じテーブルで食べているのを見ることになります。

食事療法は、無理なく長期間続けることが大切です。患者さん、家族、調理する人にとって、よりストレスの少ない方法で行いましょう。

同じ調理法で味つけだけを別にする

同じ食材、同じ調理法で下ごしらえをし、味つけの段階で患者さんの分だけ別にすると、調理の手間も少なくてすみます。また、おひたしやサラダ、温野菜など、各人の好みで味つけをして食べるメニューもよいでしょう。

食事療法は、健康な人にとっても減塩のよい機会です。メニューの中の1品を徐々に薄味にして、家族の健康を考えるきっかけにしてはどうでしょう。

ここが大事!!

●冷凍食品などを上手に使う

調理の手間を省いてくれるのが、冷凍食品や即席食品、できあいのお惣菜などです。

しかし、一般に市販されているものは、味つけが濃いめで、使用している塩分や脂質の量もわからないため、患者さんがそのまま食すには不向きです。

利用するときは、野菜を加えて調理し直し、増量した分、食品の使用量を減らすなど工夫しましょう。

また、高血圧や糖尿病の人向けの即席食品などを利用してみるのもよいでしょう。

■家族で食事をするときのポイント■

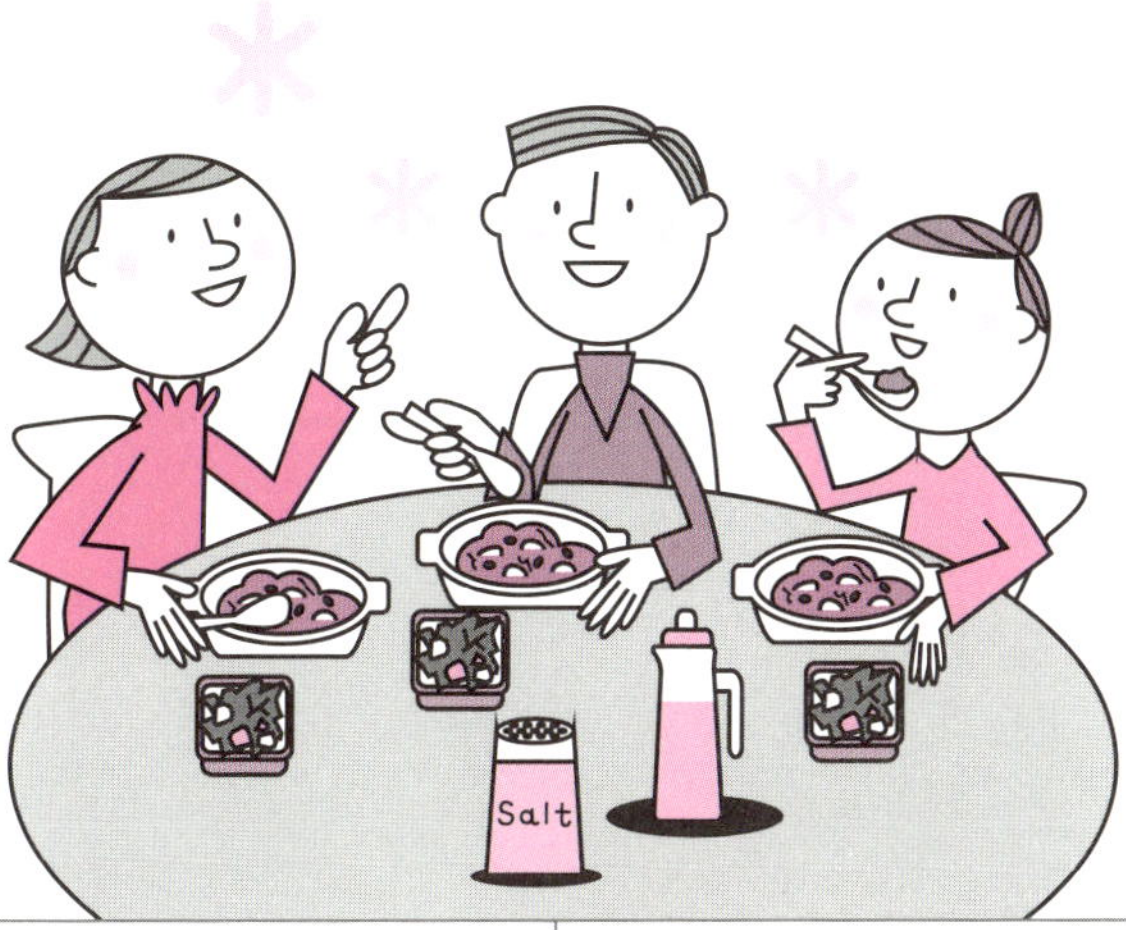

患者さんだけ別メニューにしない

・つくる手間がかかり、長続きしない
・患者さんの食事療法に対する気力が失せる

家族みんなにとって、少しでもストレスのかからない方法を選ぶ

・無理なく長期間続けることが大切

調理の手間を減らす工夫をする

・同じ食材、同じ調理法で下ごしらえをし、味つけだけ別にする

各人の好みで味つけできる料理をメニューに加える

・おひたし、サラダ、温野菜など食卓で調味料をつけるもの
・焼き魚、刺身、しゃぶしゃぶなど

メニューの1品を、冷凍食品、即席食品、できあいのお惣菜などにする

・そのまま使わず、野菜を足すなどひと手間加えて、食品の使用量を減らす

家族の食事も、徐々に薄味にする

・毎食、メニューの中の１品だけ塩分を減らしていく
・家族の中から、再び患者さんを出さないためにも、予防のためのメニューを考える

食事の実際

外食のときの注意

外食の問題点を理解してメニューを選ぶ

きちんとした食事療法を行うためには外食を避けたいところですが、仕事に復帰すると外食もやむを得なくなります。

外食の問題点は、

・糖質となる炭水化物が多い
・脂質や塩分を多量に使っている料理が多く、入っている量が把握できない
・野菜不足になりがち
・栄養のバランスが偏りがち

になることです。

和定食を中心にして炭水化物と塩分を抑える

外食をするときは、できるだけ和食にし、野菜が多くとれる定食を選びましょう。主食が多いときは半分くらい残し、汁ものや漬け物も控えると、カロリーや塩分の摂りすぎを防ぐことができます。

麺類の汁は飲まない、天ぷらや揚げ物の衣は半分はがして食べる、丼ものを食べるときは量を半分にしてサラダを追加するなどの工夫も必要です。外食で野菜が摂れなかった場合は、朝食と夕食でバランスをとりましょう。

ここが大事!!

●カリウムを含む食品の活用

食塩の成分であるナトリウムは、カリウムと一緒に摂取することで、体外に排出されます。これは、必要以上のカリウムが汗や尿となって排出される際、同じ量のナトリウムも一緒に排出するためです。

カリウムは、和食のつけ合わせに出されるパセリやシソなどに多く含まれているので、残さずに食べましょう。また、バナナや干しぶどうなどにも含まれています。適量を摂取して、栄養のバランスをとりましょう。

■外食をするときのポイント■

丼ものよりも、和定食を選ぶ

量が多いときは、
ごはんや麺などを半分くらい残す

汁ものは少量に、
漬け物は食べない

一皿ものの料理は
具の多いものにする

麺類の汁は飲まない

天ぷらや揚げ物は
衣を半分はがす

丼ものを食べるときは、
サラダなどを追加する

たんぱく質が少ない料理には、
卵などを追加する

外食で野菜がとれなかった場合は、
ほかの2食でバランスをとる

■外食メニューのカロリーと塩分の一例■

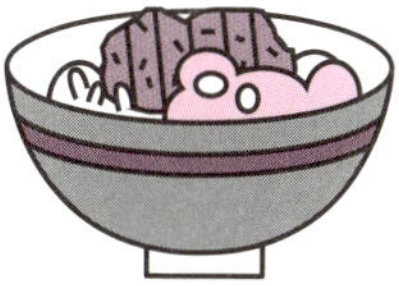

カツ丼
熱量：1009kcal
塩分：3.4g

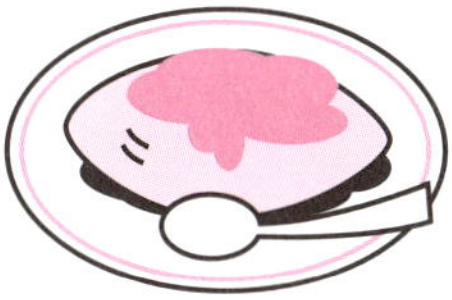

オムライス
熱量：858kcal
塩分：4.4g

天ぷらそば
熱量：622kcal
塩分：4.9g

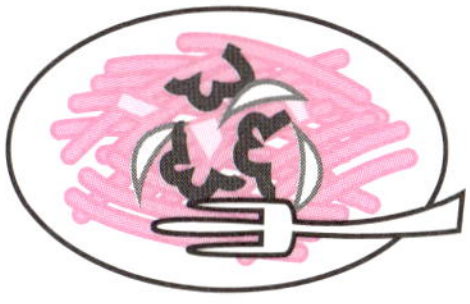

ナポリタン
熱量：675kcal
塩分：3.2g

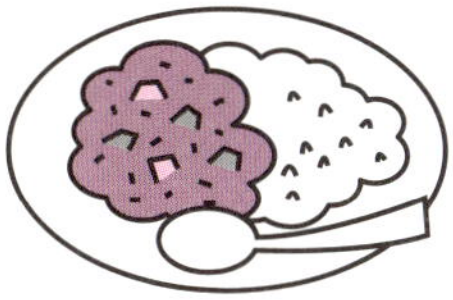

ビーフカレー
熱量：917kcal
塩分：4.3g

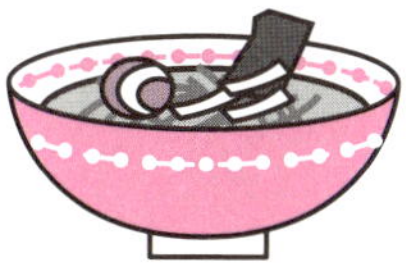

とんこつラーメン
熱量：527kcal
塩分：6.6g

食事の実際

アルコールとの上手なつき合い方

適量の飲酒ならよい影響もある

一般的に、適量のアルコールを飲んだ場合、血管の拡張による血圧低下や血行促進、リラックス効果、ストレス解消などの効果があります。

これは、健康な人に限ったことではなく、**心不全**や**心筋梗塞**《しんきんこうそく》、**脳梗塞**《のうこうそく》、**閉**《へい》**塞性動脈硬化症**《そくせいどうみゃくこうかしょう》の患者さんにもあてはまるといわれています。

しかし、あくまで適量の飲酒であること。適量とは男性で1日30㎖、男性より体重の軽い女性は15㎖程度のアルコール量です。ビールなら中ビン1本、日本酒なら1合がめやすです。

脂質や塩分の少ないつまみを適度に食べる

飲酒するときは、適度につまみを食べたほうがよいのですが、脂質や塩分の多い食品の摂りすぎに気をつけましょう。また、飲酒は食欲を増進させるので、食べ過ぎに注意しましょう。

少量の飲酒で我慢できない人や、飲むとつい食べ過ぎてしまうという人は、禁酒を心がけたほうがよいでしょう。とくに高血圧や脂質異常症の人は、禁酒することで、治療に大きな効果をもたらします。

ここが大事!!

●お酒は動脈硬化の予防にはなるけれど

善玉コレステロールと呼ばれるHDLコレステロールは、アルコールの摂取量にともなって増加します。HDLコレステロールは、動脈硬化の予防に働くため、適量のアルコールであれば虚血性心疾患の発生率を低下させるといわれています。しかし、アルコールがHDLコレステロールにおよぼす作用には個人差があるうえ、長期間の大量飲酒は血圧を上昇させ、心筋症や心不全の原因になるので注意が必要です。

■アルコールの適量■

	男性	女性
WHO国際高血圧学会	30mℓ/日以下	15mℓ/日以下

※日本高血圧学会、アメリカ高血圧合同委員会のガイドラインもほぼ同じで、30mℓ以下または20～30g以下、女性は男性のほぼ半分と制限している

アルコール量の求め方

飲酒量 × 含有量（度数） ＝ アルコール量

■主なアルコールの適量（男性の場合）■

ビール

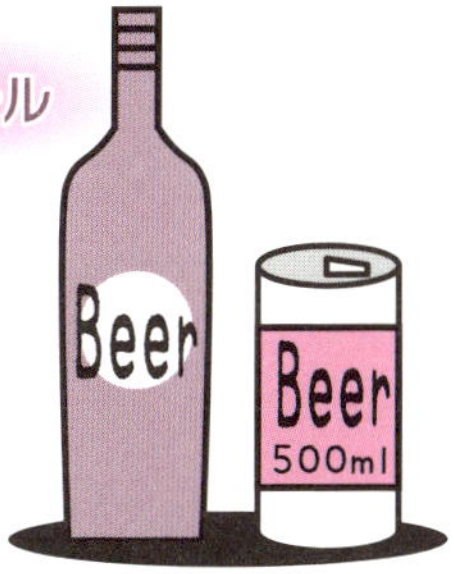

中ビン（大きい缶）1本
500mℓ×1本×5%＝25mℓ→ 適量内
小さい缶2本
350mℓ×2本×5%＝35mℓ→ オーバー

ウイスキー

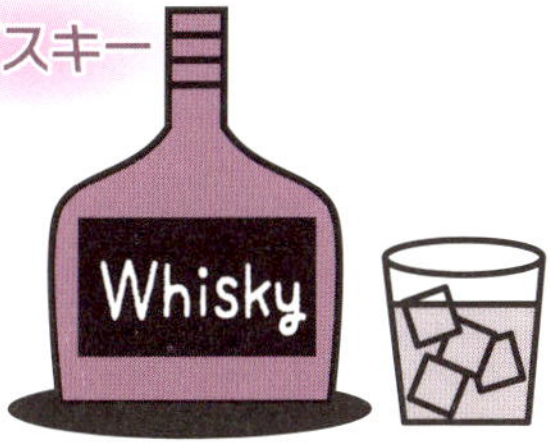

ダブル1杯
60mℓ×1杯×43%＝25.8mℓ→ 適量内
シングル3杯
30mℓ×3杯×43%＝38.7mℓ
→ オーバー

日本酒

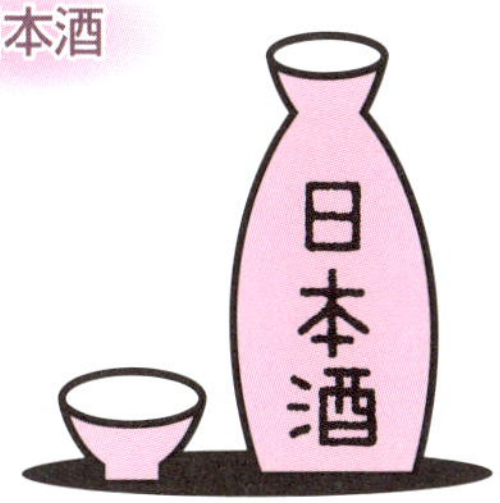

1合
180mℓ×0.15%＝27mℓ→ 適量内
2合
360mℓ×0.15%＝54mℓ→ オーバー

焼酎

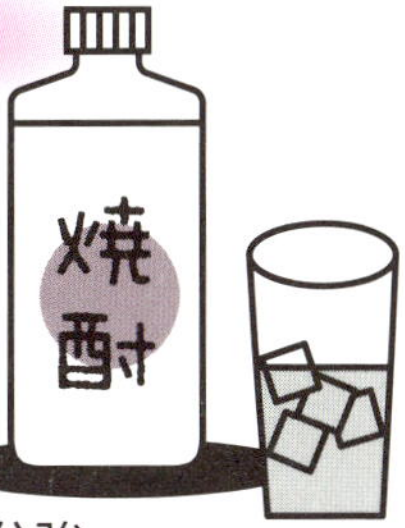

グラス半分強
110mℓ×25%＝27.5mℓ→ 適量内
グラスほぼ1杯
150mℓ×25%＝37.5mℓ→ オーバー

※アルコール度数はめやす

心臓を守る食品

こんな食品は避けよう

動脈硬化を促進するLDLコレステロール

食生活で、心臓に負担をかけるのが、脂質、塩分、コレステロール、プリン体の摂りすぎです。

コレステロールにはHDL（善玉）コレステロールとLDL（悪玉）コレステロールがあり、動脈硬化を促進するのが、LDLコレステロールです。多量にコレステロールを含む食品のほか、体内でコレステロールを増やしやすい食品にも気をつけましょう。また、炭水化物やタンパク質からも生成されるので、食べ過ぎに注意しましょう。

LDLコレステロールを上昇させる飽和脂肪酸

食品に含まれる脂質にはLDLコレステロールを上昇させる飽和脂肪酸《ほうわしぼうさん》と、低下させる不飽和脂肪酸がありま す。

飽和脂肪酸は、常温で固体になる脂質で、肉の脂や乳製品、ベーコンなどに多く含まれ、多量の摂取は避けたい食品です。しかし、極度に少ないと、血管がもろくなって破れやすくなり、脳出血などを引き起こすことがあります。脂質は、少量をバランス良くとることが大事です。

ここが大事!!

●不飽和脂肪酸でも摂りすぎはよくない

不飽和脂肪酸は、一価不飽和脂肪酸と、n-6系多価不飽和脂肪酸、n-3系多価不飽和脂肪酸に分類できます。どれもLDL（悪玉）コレステロールを下げる働きがあるため、脂質を摂取するときに活用したほうがよいのですが、脂質の摂取量は、1日の総エネルギー量の20～25%が適切とされています。

その範囲を超えると摂りすぎになることもあるので注意しましょう。

■多量の摂取を避けたい食品■

【プリン体を多く含む食品】

プリン体が分解されてできる尿酸が血液中に増加すると高尿酸血症になり、高血圧、糖尿病、脂質異常症、肥満を合併しやすくなる

煮干し、かつお節、干物、エビ、いわし、するめ、イカ、牛・豚・鶏のレバー、牛モツ、サラミソーセージ、干ししいたけ　など

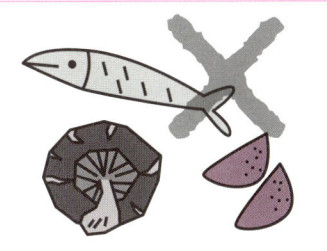

【塩分を多く含む食品】

食品に表示されているナトリウム量から塩分量を算出するには…
塩分量（g）＝ナトリウム量（g）×2.54

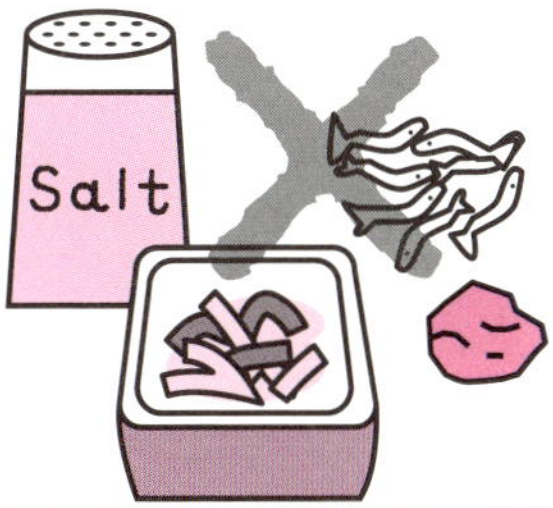

梅干し、塩辛、生ハム、みそ、佃煮、めんたいこ、しらす干し、ぬか漬け、昆布茶、醤油、ソース、麺つゆ、ドレッシング　など

【飽和脂肪酸を多く含む食品】

牛・豚・鶏の脂身、牛脂（ヘッド）、豚脂（ラード）、ベーコン、バター、乳製品、ヤシ油　など

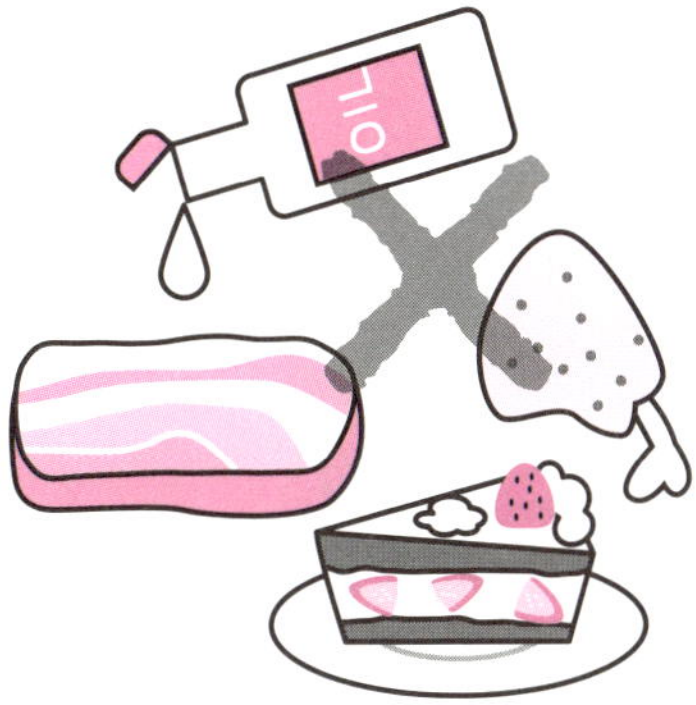

【コレステロールを多く含む食品】

すべての卵、きも、もつ、白子、バター、サラミ、ソーセージ、ベーコン、するめ、うなぎ、伊勢エビ、ししゃも、アワビ、かき、うに、たらこ、豚レバー、鶏モツ、鶏卵、マヨネーズ、バームクーヘン　など

【体内のコレステロールを増やす食品】

牛サーロイン、豚バラ、ベーコン、バター、チーズ、生クリーム、インスタント麺、チョコレート　など

こんな食品で心臓を守る

野菜や果物で血圧を下げる

野菜や果物を十分に食べると、心臓病のリスクが低下することは、多くの研究でわかっています。これは、野菜や果物に含まれる、ビタミン、ミネラル、食物繊維の働きによるものです。

医学的な効果は実証されていませんが、ビタミンCやビタミンEなどの抗酸化ビタミンにはコレステロールの悪玉化を防ぐ作用が、葉酸《ようさん》やビタミンB群には動脈硬化を抑える作用があります。また、ミネラルは心筋の収縮や血圧の調整を、食物繊維は塩分の吸着やコレステロールの吸収を抑制、便秘にも効果があります。

たんぱく質、タウリン、不飽和脂肪酸の働き

筋肉や臓器、血液、酵素、ホルモンなどを生成する原料となるたんぱく質や、強心作用、不整脈の改善、血圧の正常化を促すタウリンも、積極的に摂取したい栄養素です。

脂質については、ＨＤＬコレステロールを低下させずにＬＤＬコレステロールを下げる一価不飽和脂肪酸《いっかふほうわしぼうさん》や、中性脂肪を下げるｎ‐３系不飽和脂肪酸などを摂取しましょう。

ここが大事!!

●体内で合成されない栄養素

体内で合成されない栄養素に、必須アミノ酸や必須脂肪酸などがあります。

n-3系不飽和脂肪酸であるエイコサペンタエン酸（EPA）やドコサヘキサエン酸（DHA）も必須脂肪酸で、体内でα-リノレン酸からつくられるか、食物で摂取するしかありません。

また、ビタミンの多くも体内で合成されません。ビタミンCは2〜3時間で排出され、ビタミンBもストレスや過労で排出量が増えるので、毎食摂取することが理想的です。

■積極的に摂りたい食品■

【食物繊維】

・水に溶ける水溶性食物繊維と、水に溶けにくい不溶性食物繊維がある
・不溶性食物繊維は、腸内で便のかさを増したり、胆汁酸やコレステロールを吸着して体外に排出する
・水溶性食物繊維は、上記の働きのほか、糖質が腸管で吸収されるのを抑え、コレステロールや中性脂肪が肝臓で合成されるのを防ぐ

●水溶性食物繊維の多い食品
エシャロット、にんにく、ゆずの皮、ゆりね、ごぼう、納豆、キンカン、豆みそ、レモン、アボカド　など

●不溶性食物繊維の多い食品
インゲン豆、ひよこ豆、おから、シソの実、くり、よもぎ、パセリ　など

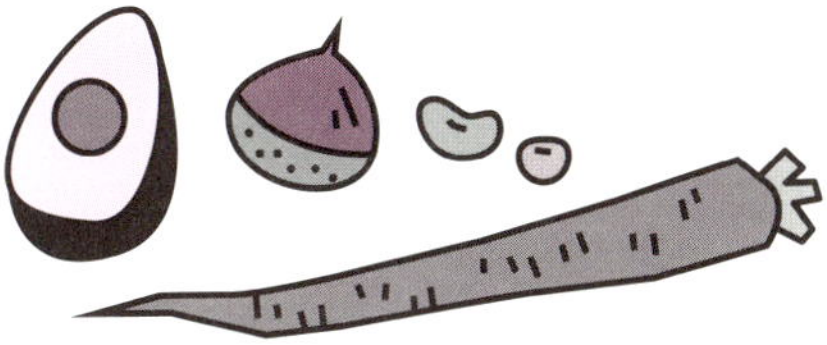

【抗酸化ビタミン】

・コレステロールを血管壁に吸着させる活性酸素を抑制する

●ビタミンCの多い食品
ピーマン、ゆずの皮、パセリ、芽キャベツ、レモン、ゴーヤ、柿、キウイフルーツ、イチゴ、ブロッコリー　など

●ビタミンEの多い食品
アンコウの肝、すじこ、焼きアユ、たらこ、うなぎ、モロヘイヤ、大根、カボチャ、赤ピーマン、しそ　など

●カロテノイドの多い食品
しそ、モロヘイヤ、にんじん、パセリ、バジル、ほうれん草、シュンギク、カボチャ　など

●ポリフェノールの多い食品
赤ワイン、ココア、なす、ブルーベリー、緑茶、ウーロン茶、玉ねぎ、そば、ごま、大豆　など

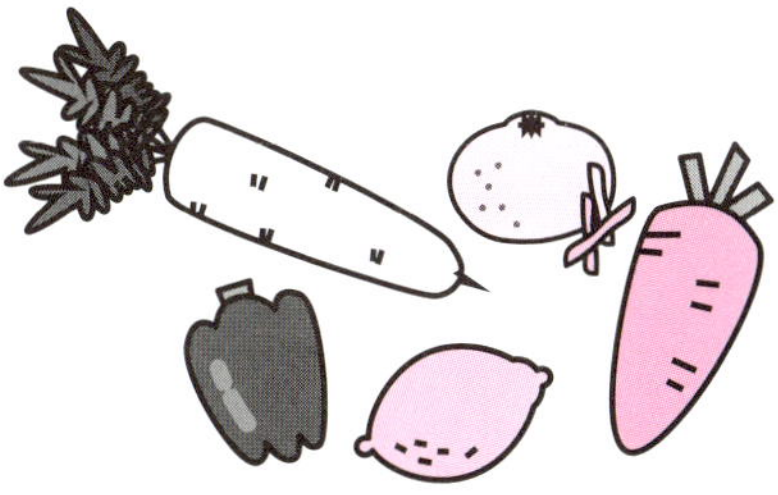

【葉酸、ビタミンB群】

・ホモシステイン（アミノ酸の１つであるメチオニンの代謝過程でできる物質）の産生を抑制する
・血中のホモシステインが過度に増加すると、LDLコレステロールと結びつき、血管壁に付着するため、動脈硬化を促進する
・通常の食事で不足することはないが、偏食や極端な食事制限で足りなくなることがある

●葉酸の多い食品
レバー、うに、枝豆、モロヘイヤ、パセリ　など

●ビタミンB2の多い食品
レバー、いかなご、うなぎ、うずらの卵、かも　など

●ビタミンB6の多い食品
にんにく、まぐろ、酒粕、かつお、鶏ひき肉　など

●ビタミンB12の多い食品
しじみ、赤貝、すじこ、牛のレバー、あさり　など

【ミネラル】

・心筋の収縮や、骨や血液の形成、血圧の調整などを行う
・カルシウムはミネラルのバランスを調整し、マグネシウムはカルシウムの作用を調節するなど、体内でバランスを取り合って働く
・カリウムは、ナトリウムとのバランスで、血圧を下げる作用がある

●カルシウムの多い食品
桜えび、チーズ、しらす干し、ししゃも、油揚げ、パセリ、バジル、しそ　など

●マグネシウムの多い食品
なまこ、豆みそ、ゆで大豆、あさり、納豆　など

●カリウムの多い食品
パセリ、アボカド、ゆりね、ほうれん草、ぎんなん　など

●セレンの多い食品
かつお、いわし、ホタテ貝、カキ、玄米　など

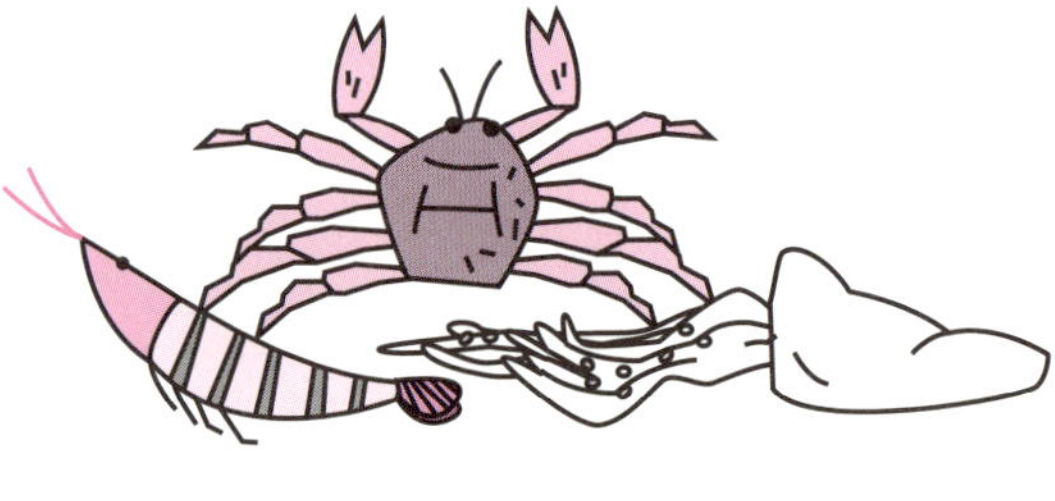

【たんぱく質】

・筋肉や臓器、血液、酵素、ホルモンなどを生成する原料となる
・たんぱく質はアミノ酸が結合してできるもので、必須アミノ酸は食物から摂取しなければならない
・動物性たんぱく質と植物性たんぱく質を1：1で摂取するとよい

●動物性たんぱく質の多い食品
牛肉、豚肉、鶏肉、魚介類、卵、牛乳、チーズなど
●植物性たんぱく質の多い食品
豆腐、納豆、がんもどき、豆乳、ゆで大豆　など

【タウリン】

・強心作用、不整脈の改善、血圧の正常化、コレステロールの調整などの作用がある

●タウリンの多い食品
さざえ、コウイカ、カキ、マグロの血合い、まだこ、ズワイガニ、大正えび、まいわし　など

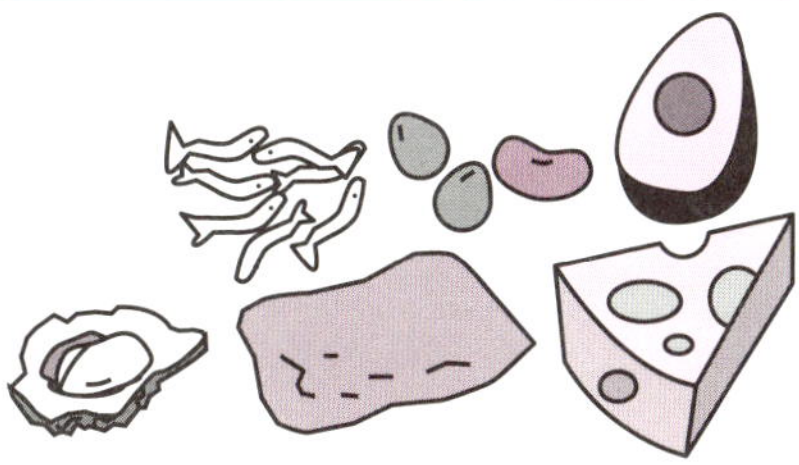

【不飽和脂肪酸】

・一価不飽和脂肪酸は、LDLコレステロールを下げる
・n-6系多価不飽和脂肪酸は、LDLコレステロールだけでなく、HDLコレステロールや中性脂肪も下げる
・n-3系多価不飽和脂肪酸は、LDLコレステロールの低下作用は強くないが、HDLコレステロールを下げることなく、中性脂肪を下げる

●一価不飽和脂肪酸の多い食品
オリーブ油、ひまわり油、コーン油、ごま油　など
●n-3系多価不飽和脂肪酸の多い食品
青魚（EPA·DHA）しそ油、大豆油（α-リノレン酸）　など
●n-6系多価不飽和脂肪酸の多い食品
ひまわり油、サフラワー油、綿実油（リノール酸）　など

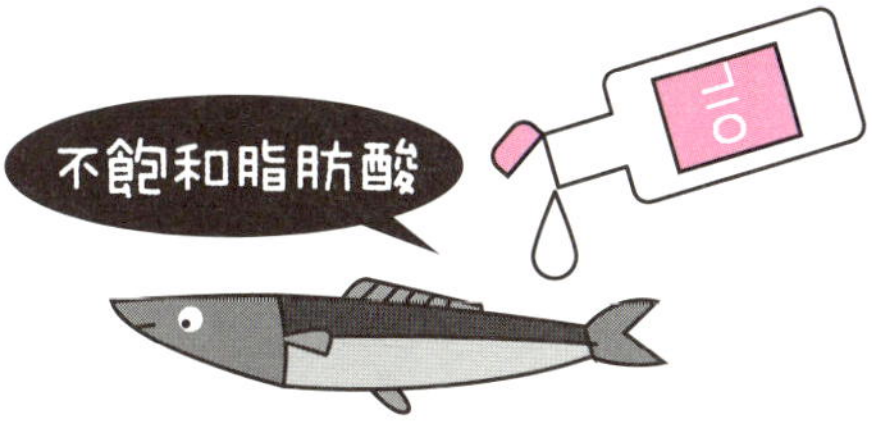

心臓病の医療費

手術費が高額になっても安心な制度がある

上限額を超えた自己負担分を保険が支払ってくれる制度

手術などによる治療では、3割（または1割）の自己負担でも、医療費が高額になることがあります。そんな高額になる医療費について、一定の額を超える分は加入する医療保険が賄ってくれるのが「**高額療養費制度**」です。医療機関や薬局の窓口で支払った額が1カ月（1日~月末）で一定額を超えた場合、その超えた金額を加入する医療保険が支払ってくれます。差額ベッド代や入院中の食事代などは対象外ですが、保険が適用される医療費であれば、入院・通院・在宅医療を問わず対象になります。つまり、患者さんが負担する1カ月の医療費は、最高でも限度額までとなるので安心です。

負担の限度額は年齢や所得によって異なる

この制度を利用するには手続きが必要ですが、最終的な自己負担額となる毎月の「負担の上限額」は、加入者が70歳以上か未満かと、加入者の所得水準によって分けられています。計算のしかたなどが複雑なので、手続きする前に医療機関の相談窓口などに相談しましょう。

ここが大事!!

●公的助成制度を活用して社会復帰をめざす

心臓病の治療費は高額になります。退院後、社会復帰に時間がかかることもあります。本文の「高額療養費制度」をはじめ医療費負担を軽くする制度、生活を支える制度、介護が必要になったときの制度、障害が残ったときの制度など公的な助成・支援制度が多くあります。それらを十分に活用するには、医療機関や自治体の相談窓口に行き、自分の状況・希望を具体的に伝えて相談することが大事です。

■高額療養費制度のあらまし■

◆70歳未満の場合

所得区分	1カ月の負担の上限額
上位所得者(月収53万円以上など)	150,000円＋(医療費−500,000円)×1%
一般	80,100円＋(医療費−267,000円)×1%
低所得者(住民税非課税の人)	35,400円

例　心臓病患者のAさんの場合

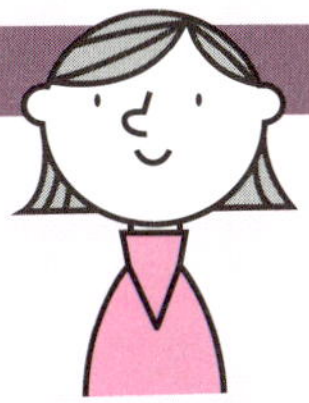

45歳　会社員　月収40万円(区分：一般)
加入する医療保険→組合健康保険
医療費が100万円かかり病院から3割負担の30万円の請求がありました(差額ベッド代・食事代などは除く)

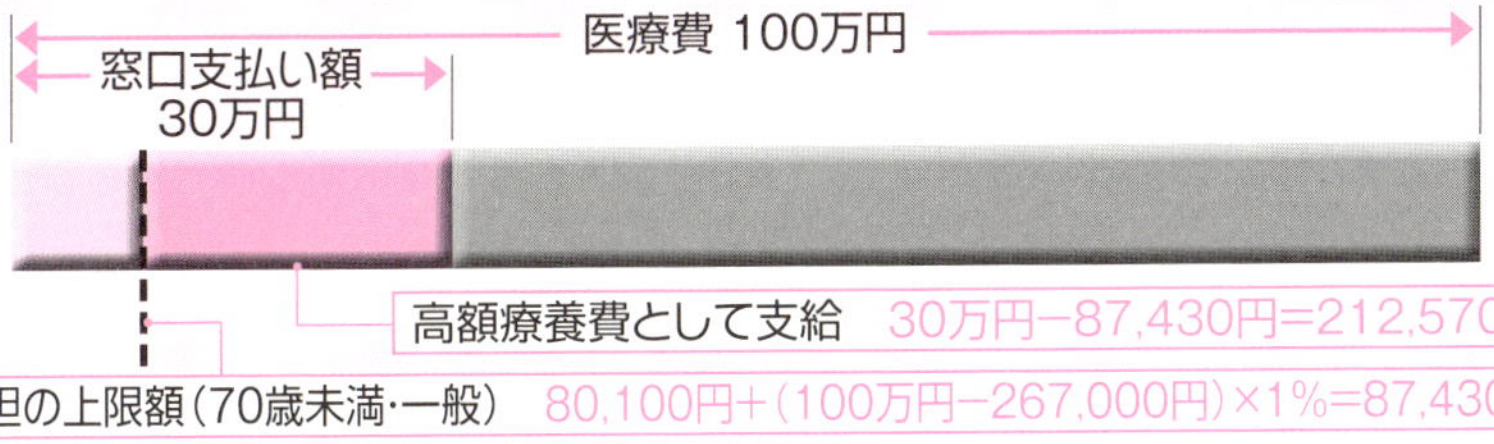

限度額適用認定証(155ページ参照)を提示しなかった場合、病院の会計で30万円支払い、3～4カ月後に健康保険より「212,570円」本人に払い戻されます。

◆70歳以上の場合

<table>
<tr><th colspan="2">所得区分</th><th>外来(個人ごと)</th><th>1カ月の負担の上限額</th></tr>
<tr><td colspan="2">現役並みの所得者
(月収28万円以上などの窓口負担3割の人)</td><td>44,400円</td><td>80,100円＋(医療費−267,000円)×1%</td></tr>
<tr><td colspan="2">一般</td><td>12,000円</td><td>44,400円</td></tr>
<tr><td rowspan="2">低所得者
(住民税
非課税の人)</td><td>Ⅱ(Ⅰ以外の人)</td><td rowspan="2">8,000円</td><td>24,600円</td></tr>
<tr><td>Ⅰ
(年金収入のみの場合、年金受給額80万円以下など、総所得金額がゼロの人)</td><td>15,000円</td></tr>
</table>

※参考資料(152～155ページ)…厚生労働省「高額療養費制度を利用する皆さまへ」(2013年8月現在)

■負担をさらに軽減するしくみ■

◆世帯合算

1人の1回分の負担では高額療養費の支給対象にならなくても、複数の受診や同じ世帯にいる家族(同じ医療保険に加入している人に限る)の受診について、それぞれ支払った自己負担額を1カ月単位で合算することができます。その合算額が一定額を超えたときは、超えた分を高額療養費として支給されます。

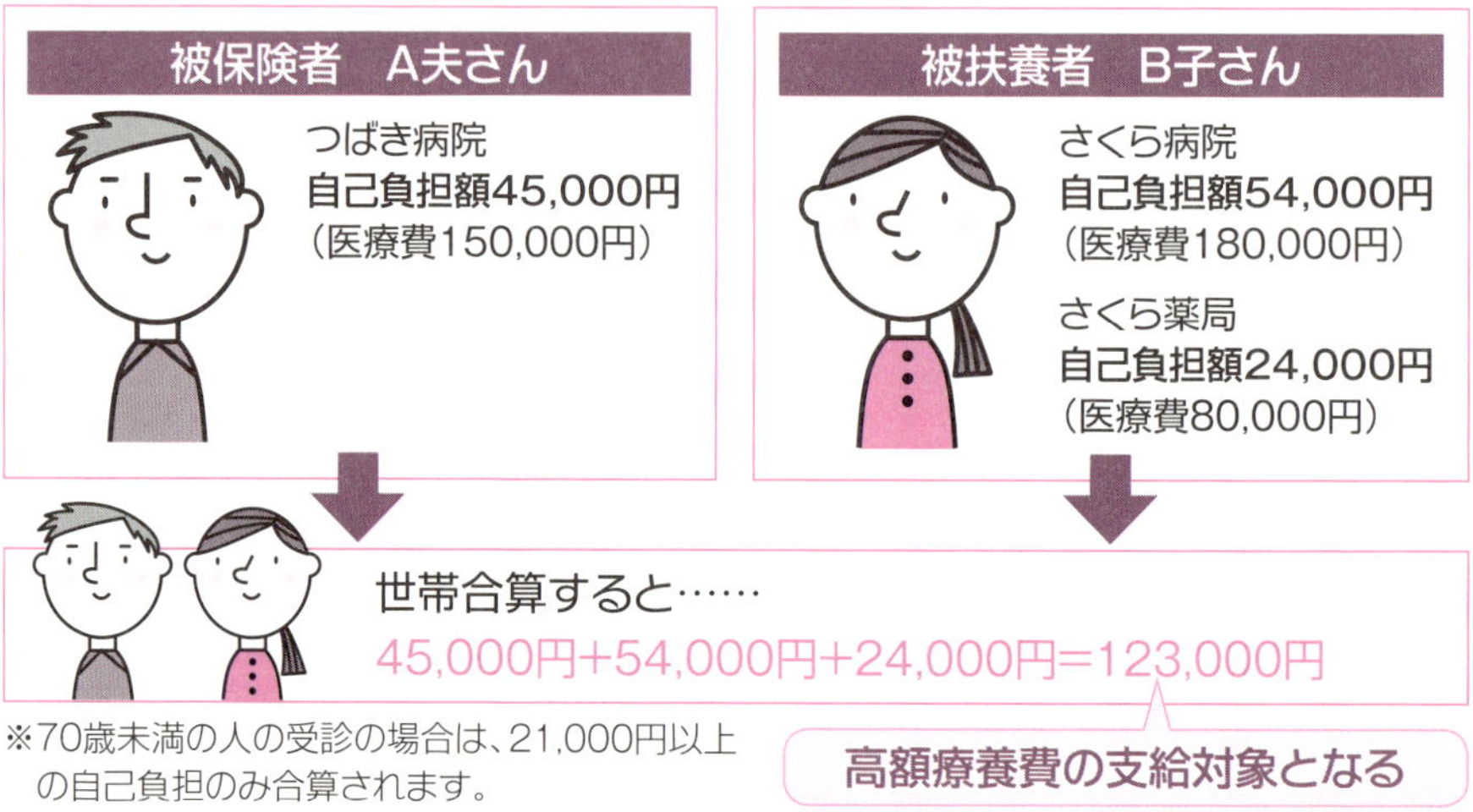

※70歳未満の人の受診の場合は、21,000円以上の自己負担のみ合算されます。

◆多数回該当

直近の12カ月間に、すでに3回以上高額療養費の支給を受けている場合(多数回該当)には、その月の負担上限額がさらに下がります。

70歳未満の場合

所得区分	多数回該当の場合
上位所得者	83,400円
一般	44,400円
低所得者	24,600円

70歳以上の場合

所得区分	多数回該当の場合
現役並み所得者	44,400円

※70歳以上では「一般」「低所得者」の区分の人は多数回該当の適用はありません。

(2013年8月現在)

■「限度額適用認定」を利用する■

高額療養費制度を利用すると、通常はいったん医療機関で自己負担額の全額を支払い、3~4カ月後に払い戻されます。しかし、あらかじめ加入する医療保険窓口に申請し、「限度額適用認定」を受けていれば、認定証を医療機関に提示すると高額療養費の自己負担限度額の支払いで済み、1度に用意する費用を抑えることができます。2012年4月からは入院だけでなく外来診療も対象となっています。

例　100万円の医療費で、窓口の負担(3割)が30万円かかる場合

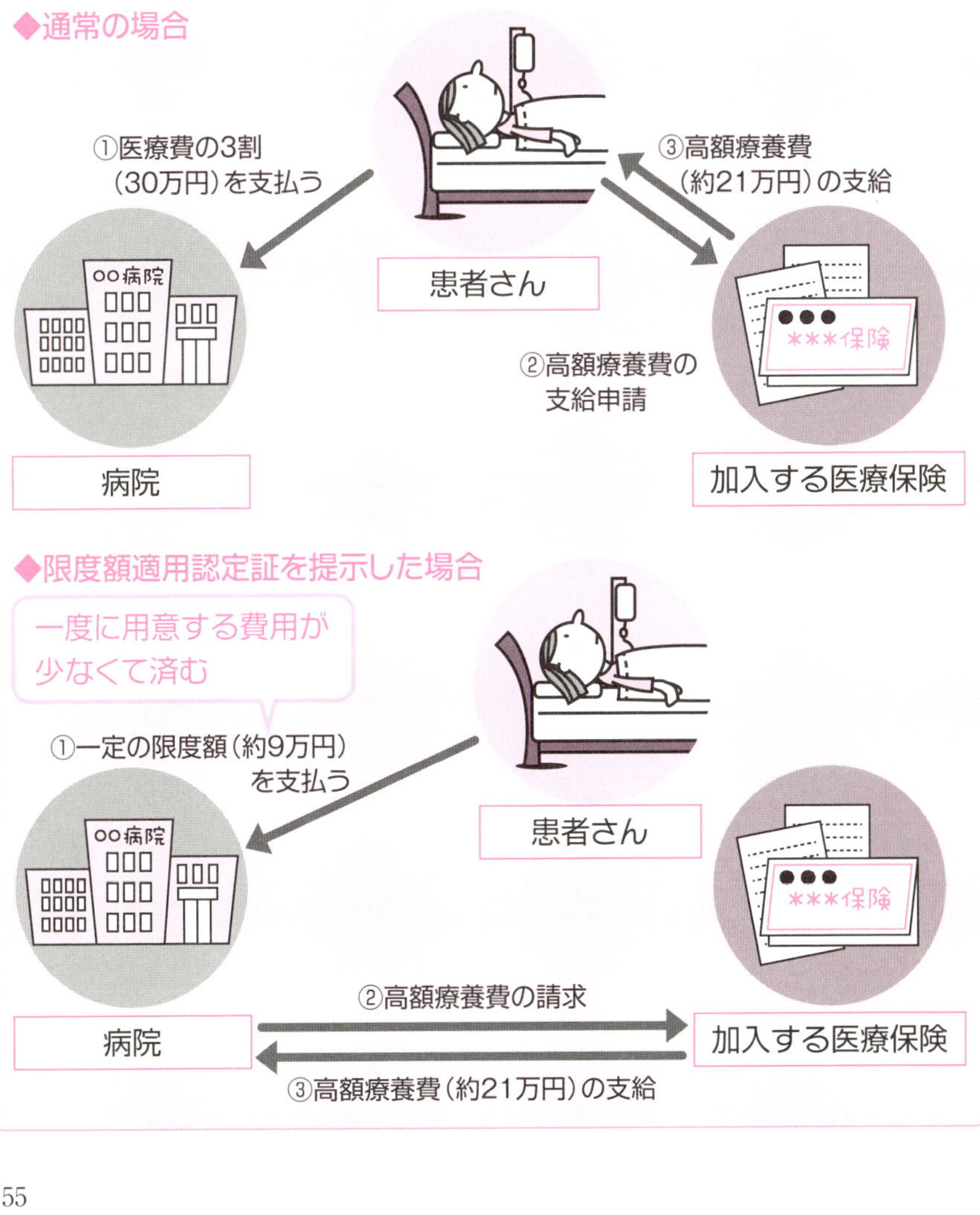

心臓病関連サイト

日本心臓病学会(JCC)

一般の人から会員までを対象にしたサイトで一般向けには「心臓病」についての基礎知識などが紹介されている
http://www.jcc.gr.jp/

NPO法人 日本心臓リハビリテーション学会

一般の人から会員まで。一般の人向けに心臓リハビリテーションを動画で紹介。会員向けには心臓リハビリテーション指導士になるための講習会の案内などをアップ
http://square.umin.ac.jp/jacr/

関連◆心臓リハビリテーションが受けられる全国の施設

「NPO法人日本心臓リハビリテーション学会」のホームページでは、患者さん向けに心臓リハビリテーションが受けられる全国の施設を下記サイトで紹介している
http://square.umin.ac.jp/jacr/hospital/index.html

NPO法人 ジャパンハートクラブ

心臓病の再発予防や新たな発症を防ぐために、専門家が運動療法の手助けする「メディックスクラブ」を運営するグループ。(94ページ参照)
http://www.npo-jhc.org/

関連◆メディックスクラブ

全国11支部で医学的根拠に基づいた運動療法を行っている
http://www.npo-jhc.org/medex_club/index.htm

国立循環器病研究センター(NCVC)

心臓病や脳卒中などの循環器病について知りたい一般の人向けに市民講座を開催し、循環器病情報サービスを提供している
http://www.ncvc.go.jp/

関連◆循環器病情報サービス

「循環器病あれこれ」など心臓病をはじめとする循環器病の基礎知識をこのサイトで提供している
http://www.ncvc.go.jp/cvdinfo/index.html

一般社団法人 日本循環器学会(JCS)

循環器専門医や学会指定病院(循環器研修施設)を公開しているほか、市民公開講座などの情報も紹介している
http://www.j-circ.or.jp/

公益財団法人 日本心臓財団

心臓病予防の啓発のためにさまざまな冊子を発行。心臓病や循環器疾患の患者さんと家族のための、インターネットによるセカンドオピニオンをご提供している
http://www.jhf.or.jp/

「さ」

「た」

さくいん

あ

か

■監修

伊東春樹(いとう・はるき)

公益財団法人日本心臓血圧研究振興会附属榊原記念病院副院長、榊原記念クリニック分院副院長。1975年東京医科歯科大学卒業後、同大学医学部第二内科入局。1982年シカゴ大学留学。帰国後、東京医科歯科大学第二内科講師、千葉社会保険病院内科勤務。1991年より財団法人心臓血管研究所付属病院勤務。2002年より同病院副院長。2005年より現職。医学博士、昭和大学医学部客員教授、聖マリアンナ医科大学非常勤講師、東京女子医科大学非常勤講師。米国心臓病学会会員(FACC)、ヨーロッパ心臓病学会会員(FESC)、日本心臓病学会特別会員(FJCC)。日本心臓リハビリテーション学会理事長、日本腎臓リハビリテーション学会副理事長、日本心臓病学会理事など。著書に『不整脈・心臓病の治療と暮らし方』(法研)、『心臓病の予防・治療とリハビリ』(主婦と生活社)など

■運動療法指導

齊藤正和(さいとう・まさかず)

公益法人日本心臓血圧研究振興会附属榊原記念病院理学療法科科長　理学療法士・医学博士

編集協力／耕事務所　**執筆協力**／野口久美子　稲川和子

カバーデザイン／上筋英彌(アップライン)　**本文デザイン**／石川妙子

イラスト／前村佳恵　山下幸子

◆手術後・退院後の安心シリーズ

イラストでわかる **心臓病**

—退院後の食事、生活、リハビリテーション—

平成25年3月22日　第1刷発行
平成25年9月27日　第2刷発行

監　　修　伊東春樹
発 行 者　東島俊一
発 行 所　株式会社 **法 研**
東京都中央区銀座1-10-1(〒104-8104)
販売03(3562)7671／編集03(3562)7674
http://www.sociohealth.co.jp
印刷・製本　研友社印刷株式会社　　0102

SOCIO HEALTH

小社は㈱法研を核に「SOCIO HEALTH GROUP」を構成し、相互のネットワークにより、“社会保障及び健康に関する情報の社会的価値創造”を事業領域としています。その一環としての小社の出版事業にご注目ください。

©HOUKEN 2013 printed in Japan

ISBN978-4-87954-949-5　定価はカバーに表示してあります。

乱丁本・落丁本は小社出版事業課あてにお送りください。
送料小社負担にてお取り替えいたします。
コピー、スキャン、デジタル化等による本書の転載および電子的利用等の無断行為は、一切認められておりません。